女人暖养不生病

秦丽娜 编著

中国纺织出版社

图书在版编目（CIP）数据

女人暖养不生病 / 秦丽娜编著. —— 北京：中国纺织出版社，2019.10（2024.5重印）

ISBN 978-7-5180-6058-0

Ⅰ.①女… Ⅱ.①秦… Ⅲ.①女性－养生（中医）Ⅳ.①R212

中国版本图书馆CIP数据核字（2019）第 083715 号

责任编辑：傅保娣　　责任校对：王花妮　　责任印制：王艳丽

中国纺织出版社出版发行
地址：北京市朝阳区百子湾东里A407号楼　邮政编码：100124
邮购电话：010—67004422　传真：010—87155801
http：//www.c-textilep.com
E-mail：faxing@c-textilep.com
中国纺织出版社天猫旗舰店
官方微博http://weibo.com2119887771
北京一鑫印务有限责任公司印刷　各地新华书店经销
2019年10月第1版　2024年5月第3次印刷
开本：710×1000　1/16　印张：12
字数：189千字　定价：49.80元

凡购本书，如有缺页、倒页、脱页，由本社图书营销中心调换

前言

在女性的认知里,"嘘寒问暖"是最长情的告白,也是最深情的体贴。不是女性太娇气,而是"十个女人九个寒",大部分女性都是体寒的。体内有寒,就更畏寒怕冷,而"寒"是致病的罪魁祸首,很多疾病都是由寒引起的,它是女性健康的天敌,所以,女人一定要想办法让自己暖起来。

要怎么做才能让自己暖起来呢?首先,我们要知道平时哪些生活习惯、生活方式是可能引起体寒的,或是不利于改善体寒的,避免或改善这些不良习惯和生活方式,就可以有效避免寒气的侵袭。其次,要选对祛寒暖身的方法,比如在饮食上下功夫,多选择那些能令身体温暖起来的食物或药食同源的中药材做成药膳,简单美味又有效。再次,我们也可以运用中医的方法,通过疏通经络来祛寒气,比如按摩、艾灸、拔罐、刮痧、足浴等,都是可以排出寒气、暖身除病的。当然,也可以加强锻炼,做一些热身运动,让身体由内而外暖起来,比如快步走、跑步、瑜伽等,都是不错的选择。

另外,女性由于自身的生理特点,要经历几个特殊的时期,如月经期、怀孕期、月子期、更年期等,女性在这些特殊时期更容易受寒,所以,女人一定要根据自己的体质以及身体变化,在这些特殊时期有针对性地防寒保暖,避免惹"病"上身。当然,除了妇科疾病,生活中很多常见病也是由寒气导致的,但是只要找对了祛寒的方法,这些疾病大都能有效防治。

最后,提醒女性朋友们,要改善体寒,或是不再受寒,成为一个温暖的女人,不是一两天就能做到的,只有从点点滴滴做起,才有可能达到祛寒的目的。"十个女人九个寒",不论自己是那个"九",还是那个"一",都要防寒抗寒,努力让自己成为暖女人。请记住:女人暖养不生病。

秦丽娜
2019年3月

目录

第一章 "寒"是女人健康的天敌

寒是怎么致病的 …………… 10
　什么是寒 …………………… 10
　寒气对身体有哪些危害 …… 10
　外寒和内寒如何鉴别 ……… 12

致病的寒气从哪里来 ……… 14
　穿得不适当,寒气入侵 …… 14
　熬夜损阳气,阳虚生内寒 … 14
　嘴要贪了凉,身体要受寒 … 14
　身体犯懒,寒气自生 ……… 15
　错误的生活方式导致寒气入侵 … 15

寒气最易侵袭哪些部位 …… 16
　头部 ………………………… 16
　口鼻 ………………………… 16
　肩颈部 ……………………… 16
　背部 ………………………… 17

　肚脐 ………………………… 17
　脚底 ………………………… 17
　毛孔 ………………………… 17

为什么女人比男人更易受寒 … 18
　男性属阳,女性属阴 ……… 18
　男性比女性肌肉发达 ……… 18
　男性比女性更爱运动 ……… 18
　女性新陈代谢速度较慢 …… 18
　女性爱美穿得少 …………… 18

自我检测:你是否体寒了 … 19

无寒一身轻,致病的寒气要怎么祛除 …………………… 20
　改变不良的生活方式 ……… 20
　补足气血 …………………… 20
　及时祛寒 …………………… 20

第二章 女人受没受寒，外表就能看出来

寒气入侵，让女人很没"面子" ……22
- 黑眼圈大多是寒致血瘀的表现 ……22
- 脸上有斑，可能是体寒了 ……23
- 皮肤松弛，可能是脾胃虚寒 ……24
- 头部受了寒，头发就容易出问题 ……26

亚健康，可能是受寒了 ……27
- 不知不觉地就胖了 ……27
- 肚子上的"游泳圈"越来越大了 ……28
- 关节成了"天气预报员" ……29
- 频频如厕，出门先找厕所 ……30
- 手足冰凉，怎么也不热 ……31
- 体温不高，容易失眠 ……32

第三章 在饮食上下功夫，暖女人要会吃

食物吃对了才能驱寒暖身 ……34

这些让身体变冷的饮食习惯一定要改 ……36
- 不吃早餐 ……36
- 不吃晚餐 ……37
- 仅吃蔬菜水果 ……38
- 喜欢喝冷水、冷饮 ……39

选择温暖的食物，吃出最适宜的温度 ……40
- 羊肉 ……40
- 牛肉 ……42
- 鸡肉 ……44
- 鲢鱼 ……46
- 生姜 ……48
- 葱 ……50
- 辣椒 ……52
- 韭菜 ……54
- 荔枝 ……56
- 桂圆 ……58
- 大枣 ……60
- 糯米 ……62
- 红糖 ……64

用对中草药，祛寒更高效 ……66
- 肉桂 ……66
- 花椒 ……68
- 丁香 ……69
- 紫苏 ……70

小茴香……72
黄芪……74
当归……76
党参……78

第四章 日常起居非小事，保暖祛寒重在点点滴滴

穿衣要保暖与美丽并重……80
头部保暖很重要，必要时戴帽子……80
围巾小装饰，颈部不再进凉风……81
穿衣不能少，腰腹要护好……81
膝关节负担重，保护好很重要……82
寒从脚底起，足部保暖很重要……82

居住好不好，谁暖谁知道……83
夏季空调不是越冷越好……83
潮湿的房间更阴冷……84

房间要适当通风透气……85

养成良好生活方式，点点滴滴找回温暖……87
洗澡不当，也会受寒……87
节食减肥，越减越冷……88
湿头发会让人受寒……89
洗衣做饭，尽量避免用凉水……90
多晒太阳，暖身又补钙……90
睡眠充足，不熬夜，寒不侵……91

第五章 疏通经络祛寒气，经穴疗法暖身效果好

按摩——按一按，升温又健体……94
按摩的手法……94
按摩找准穴位的方法……94

艾灸——艾灸暖经脉，最佳的补阳方……96
纯阳的艾叶是艾灸的关键……96

艾灸的常见方法……96
艾灸的常用穴位……97

拔罐——拔出寒气，祛风又散寒……98
拔罐的常用工具……98
拔罐的常用方法……98
拔罐祛寒的常用穴位……99

刮痧——刮出寒气，暖身又除病 100

刮痧的常用工具 100
祛寒时可以刮痧的部位 100

足浴——热水泡泡脚，暖脚又暖身 102

足浴前的准备工作很重要 102
足浴过程中的按摩方法 103

女性需掌握这些祛寒保暖的关键经穴 104

督脉 104
任脉 105
足太阳膀胱经 106
足少阳胆经 107
大椎穴 108
中脘穴 110
命门穴 111
神阙穴 112
足三里穴 114
气海穴 116
关元穴 117
风池穴 118
阳池穴 119
涌泉穴 120

第六章 做做热身运动，由内而外暖起来

快步走 122

快步走，提高体温祛寒邪 122
快步走要"走"对方法 122

跑步 124

跑步出汗排出寒气 124
跑步需要合适的装备 124
跑步的方法要正确 125

瑜伽 126

暖身瑜伽，为你祛寒保暖 126
练习瑜伽需要的装备 126
暖身瑜伽怎么做 127

微运动 128

赶走寒气，微运动花样多 128

八段锦 130

练习八段锦，强身体，祛寒邪 130
两手托天理三焦 130
左右开弓似射雕 131
调理脾胃臂单举 132
五劳七伤往后瞧 133
摇头摆尾去心火 133
两手攀足固肾腰 134
攒拳怒目增气力 135
背后七颠百病消 136

第七章 祛寒防寒，女人的特殊时期更要暖

月经期，保暖是要点……138
- 月经期，吃温热食物可补气暖身……138
- 月经期，生活起居上如何防寒保暖…139
- 月经期受寒的对症处理……………140

怀孕期变化多，时刻注意不受寒
………………………………………141
- 孕妈妈饮食，要安全也要健康……141
- 孕妈妈不仅要舒适，还要防寒……142
- 孕期瑜伽，暖身护体，缓解不适…143

科学度过月子期，争取不落"月子病"…………………………144
- 月子期饮食，功效与营养并重……144
- 月子期保暖，不是越捂越好………146
- 月子里受了寒，要如何祛寒………147

安然度过更年期，往后的人生更美好…………………………………148
- 吃对了，让更年期不受寒…………148
- 生活起居，升温护阳是关键………149
- 卵巢按摩，留住青春………………150

第八章 女人暖起来，疾病不再来

体内有寒气，病就常见了……152
- 感冒……………………………… 152
- 咳嗽……………………………… 155
- 慢性支气管炎…………………… 158
- 肩周炎…………………………… 160
- 颈椎病…………………………… 162
- 腰痛……………………………… 165
- 风湿性关节炎…………………… 168
- 胃炎……………………………… 170
- 腹泻……………………………… 173

- 贫血……………………………… 176
- 冠心病…………………………… 178

女人受了寒，疾病容易找上你
………………………………………180
- 乳腺增生………………………… 180
- 不孕……………………………… 182
- 盆腔炎…………………………… 184
- 带下病…………………………… 186
- 月经不调………………………… 188
- 痛经……………………………… 190

第一章

"寒"是女人健康的天敌

很多女性都感叹身体不好,虽然没有什么大病,可是总觉得浑身乏力、头晕头痛、失眠多梦、手脚冰凉、皮肤黯黄、月经不调……其实这些大都是寒气入侵身体导致的。中医认为,寒为百病之源。而女性由于特殊的生理特点,更容易受寒,从而影响女性的健康和美丽。所以,女人想要拥有一个健康的身体,首先要了解"寒",知己知彼,才能避免受寒、远离疾病。

寒是怎么致病的

> 一问寒热二问汗，
> 三问头身四问便。
> 五问饮食六问胸，
> 七聋八渴俱当辨。
> 九问旧病十问因，
> 再兼服药参机变。

这是明代医家张景岳在总结前人问诊的基础上写成的、清代陈修园又将其略作修改补充的《十问歌》，第一问就是问寒热，可见寒热对人体有多么重要。那么，到底什么是寒呢？寒气有什么危害，是怎么使人体生病的呢？下面我们就来详细了解一下。

什么是寒

在中医里，寒是指寒气，具有寒冷、凝滞、收引的特性，是冬季的主气，也是冬季的主要致病因素，所以冬季多寒病。但是，如果在其他季节，由于气温骤降，防寒保温不够，人体也会受到寒邪入侵而生病。

冬季气候寒冷，阳气潜藏，阴气最盛，在五行中属水，与人体的肾脏对应，所以中医有"寒气通于肾"之说，也称冬季为寒水当令的季节。

寒气对身体有哪些危害

寒气对人体的损害主要是由它的特点决定的，下面分别来看一下。

寒易伤阳，身体寒象明显

寒气是一种阴邪，最容易损伤人体的阳气。何谓阳气？《黄帝内经》中的解释为："阳气者，若天与日，失其所，则折寿而不彰，故天运当以日光明，是故阳因而上，卫外者也。……因于寒，欲如运枢，起居如惊，神气乃浮。"可以理解为：人体的阳气，就好比自然界中的太阳一样重要。万物生长，皆靠太阳。阳气是生命的能量之源，人体亦然。人体需要阳气的温煦，人正常的生命活动都需要阳气的推动。

寒气入侵人体后，体内的阳气就会奋起抵抗。如果寒气亢盛，阳气不仅不足以驱除寒气，反而被寒气损伤，就会造成温煦的能量不足，人体最直观的感受就是恶寒怕冷、怕风，风一吹就打喷嚏、打寒战，这在中医里称为"伤寒"，是寒邪束表导致的。如果寒气透过体表，直接损伤了脾、胃、肺、心、肾等脏腑的阳气，那么，相应脏腑的生理功能就会减退，使身体局部出现明显的寒象，比如脘腹冷痛、腹泻、手脚冰凉等，在中医里称为"中寒"。所以，那些一到冬天就畏寒怕冷、手脚冰凉的女性朋友们，基本上都是阳气不足造成的。

寒伤脏腑	病机	症状
伤及脾胃	使脾阳虚，纳运升降功能失常	吐泻清稀、脘腹冷痛、消化不良等
肺脾受寒	使肺脾阳虚，肺宣肃、脾运化功能失常	咳嗽喘促、痰液清稀或水肿等
寒伤脾肾	使脾肾阳虚，脾温运、肾气化功能失常	畏寒肢冷、腰脊冷痛、尿清便溏、水肿、腹水等
寒邪直中少阴	使心肾阳气衰微，神气失养，周身失于温煦，心肾升降、气化功能失常	畏寒蜷卧、手足厥冷、下利清谷、精神萎靡、脉微细等

注意啦！ 中医里的畏寒和恶寒是有区别的：如果你感到怕冷，但多加件衣服，多盖床被子，或者加个电热毯就能有所缓解，那就是畏寒，说明你可能阳气亏虚了；如果这些措施都不见效，加了衣物还是冷，还伴有发热、寒战，那就是恶寒，多是外来邪气侵袭人体，邪气在表的反映。

寒性凝滞，身体出现肿、痛、堵

寒气有凝滞的特点，就像寒冬时节水遇冷会结冰一样，人体的经脉气血在受到寒气的侵袭时，也会凝滞不通，不通则痛，就会出现头痛、肩颈痛、心胸痛、胃痛、胁肋痛、腹痛、腰腿痛等各种疼痛症状，而且这些疼痛遇到温热会减弱，遇到寒冷会加重。

寒气引起气血瘀滞过久，还会形成有形的肿块。所以，以堵塞、疼痛、肿为主症的疾病，大部分都是寒气引起的，比如颈椎病、肩周炎、鼻炎、慢性支气管炎、肺气肿、各类肿瘤、冠心病、中风、风湿病、水肿，以及女性月经不调、痛经、乳腺增生等，大多都与寒气有关。

寒性收引，毛窍闭塞、筋脉收缩拘急

寒气有收引的特性，收引，即收缩、牵引的意思。中医讲"寒则气收"，当寒气侵袭人体的时候，人体的气机就会收敛，皮肤毛孔、腠理闭塞，人体表现出来的症状就是发热、怕冷，中医上称为"风寒束表"，像风寒感冒就属于这种情况。

寒气侵袭经络筋脉，使其收缩而挛急，比如有些女性腿脚受凉了，腿或脚趾就会抽筋，或者发生静脉曲张，这就是寒气的收引特性导致的。

寒气侵袭人体的经络关节，会使关节处的筋脉收缩拘急，出现拘挛作痛、屈伸不利或身体僵硬，不能自主行动等症状，风湿、类风湿、颈椎病、腰椎病等疾病，都与寒气密切相关。

❋ 外寒和内寒如何鉴别

由于引起寒证的病因、病机不同，临床上有外寒和内寒之分，所以辨寒证时，必须注意外寒和内寒的鉴别。关于外寒，前面已经讲过了，有伤寒和中寒之分，这里不再重复，重点介绍一下内寒，以及内寒与外寒的区别和联系。

什么是内寒，其临床特征是什么

内寒其实就是指寒从中生，多是由于阳气亏虚，阴寒内盛，机体失于温煦而导致的，主要是心、脾、肾阳气衰微，其中又以脾、肾的关系最为密切。中医认为，脾为后天之本，气血生化之源，脾阳能达于肌肉四肢；肾为先天之本，肾阳为人身诸阳之本，能温煦全身脏腑组织。因此，脾肾阳气虚衰，则温煦失职，人体就容易出现虚寒之象。

脏腑阳虚	病因	虚寒症状	各脏器兼症
心阳虚	心之阳气不足，虚寒内生	畏寒怕冷，四肢不温，完谷不化，精神不振，舌淡而胖，或有齿痕，脉沉细等	心悸、心胸憋闷疼痛、失眠多梦、心神不宁等
脾阳虚	脾阳虚衰，失于温运，阴寒内生		食欲不振、恶心呃逆、大便稀溏、嗳腐吞酸等
肾阳虚	肾阳虚衰，温煦失职，气化失权		腰膝酸软、小便频数清长、阳痿早泄、性功能衰退等

综上所述，内寒的临床特点可总结为冷、白、稀、静、润，其中"冷"为最基本的特征。

冷：畏寒、四肢不温、手脚冰凉等。

白：面色苍白、舌淡苔白。

稀：分泌物和排泄物质地清稀，如痰液稀白、小便清长、大便稀薄等。

静：精神不振，喜静，喜卧，萎靡懒动等。

润：舌润，口不渴。

外寒和内寒的区别和联系

寒气侵犯人体，虽然有表里内外、经络脏腑的差异，但其临床表现都有明显的寒象，所以，外寒和内寒既有区别，又相互联系、相互影响。

外寒与内寒的区别在于：外寒以寒为主，且多与风邪、湿邪等合并为病，或可因寒邪伤阳而伴有虚象，但仍以寒为主；内寒的特点是虚而有寒，以虚为主，也就是说虚象比寒象更为显著。

外寒与内寒虽有区别，但它们又是相互联系、相互影响的。阳虚内寒的人，容易感受外寒，而外受寒邪侵体，积久不散，又能损伤人体阳气，导致内寒。

女性在生活中，不要把外寒当小事，也不要把内寒当小事，既要防寒防冷，做好保护工作，又要驱寒驱冷，从饮食、行为上入手，将内寒外驱。

要想做一个暖女人，既要内添火力，又要外部驱寒，双管齐下才能达到目的。一味地增强内力，或是一味地驱寒，效果都不太理想。

致病的寒气从哪里来

在男人的眼里，女性说冷的行为，是可以做多种理解的，有时是撒娇，有时是示弱，有时就是"作"。可是对于女性来说，哪里有那么多的想法，哪里有那么多的套路，是真的冷、凉、寒啊。女性常说身体有寒气，那么寒究竟从哪里来的呢？

穿得不适当，寒气入侵

短裙，露脐装，露背装……确实够性感，但是也冻人，而且露的几个部位都是女性身体最容易受寒的位置。肩关节、膝关节就不用说了，这都是人体薄弱之处，最受不得风寒。更重要的是颈背和腰腹，小腹为元气的中心，身之重地，腰为肾之府，颈背属于一身阳经之总管——督脉的位置，这些地方露着，寒气容易找上你。所以，女性穿衣要适当，既要大方得体，又要保暖，尤其要把腰腹颈背保护好。

熬夜损阳气，阳虚生内寒

现在越来越多的女孩子喜欢熬夜，很多人晚上11点夜生活才刚刚开始，泡吧的、撸串的、加班的、玩手机的……殊不知，熬夜最容易损伤人体的阳气了。从中医养生来看，子时（23:00~01:00）觉至关重要，子时是人体阴气最盛的时候，阳气才刚刚生起，也就是阴阳交接时段，不及时睡觉，就会把阳气升发扼杀在摇篮里。而中医又有"阳虚生内寒"的说法，所以，女性要保护自己的身体，不管哪种理由，也不能多熬夜。熬夜越多，阳气越亏，内寒也就越重。

> 注意啦！熬夜，本身就是一个损耗气血的过程，气血亏虚了，寒气便会乘虚而入。

嘴要贪了凉，身体要受寒

天气一热，雪糕、冰棍、冷饮，成为多少人的最爱，更有甚者早上起来也是一大杯冰水。很多人一进家门，就冲到冰箱面前，拿出冰西瓜、冰饮料、冰水，灌上一大口，才觉得凉快、痛快。但是，在那一时的痛快之中，吃进身体的每一口冰凉都是直接伤胃的。有些人喝了冰凉的饮料后，会立即胃痛、腹痛，甚至拉肚子，就是寒邪伤了肠胃导致的。如果长期饮用冰冷的饮料或者吃寒凉的食物，寒气积聚在身体里，损伤阳气，导致脾胃虚寒，一吃凉的东西就不舒服，各种肠胃病就会纷至沓来。

另外，有一些食物，本身的温度并不像冰块、冷饮一样低，但却是凉性的，比如螃蟹、梨、西瓜等，吃多了，同样会引起脾胃虚寒。总之，我们不能为了一时的痛快，丢掉了一生的健康。

❋ 身体犯懒，寒气自生

动为阳，静为阴，生命在于运动，只有常运动，气血才能不瘀不堵，身体各方面运转正常，当然就不会生寒了。而很多女性最缺的就是这个"动"，在家歇着，奉行能坐着就不站着，能躺着就不坐着的原则，让自己好好养着；出门更是能骑车绝不走路，能坐车绝不骑车，上下楼也要尽量坐电梯；上班一坐坐一天，总不动，气血运行就弱，体力就会下降，内脏功能减弱，则寒从内生。

因此，建议女性朋友们都动起来，即使没有专门的时间做运动，也应每隔1~2小时从座位上站起来，活动一下，让周身的气血运行起来，气血充足，从而避免寒邪的侵犯。

❋ 错误的生活方式导致寒气入侵

在生活起居上，女性的一些错误的生活方式也会给寒邪以可乘之机。

1.炎热的夏季，长时间待在空调房里，很容易受寒。

2.剧烈运动、强体力劳动或洗浴之后，特别是蒸桑拿、洗热水澡之后，大汗淋漓，却直接吹空调或电扇，或洗凉水澡，使寒气乘虚而入。

3.洗头后，不把头发吹干就直接睡觉，而睡眠中，人的阳气内敛，抵抗力会下降，寒湿之气很容易侵入。

4.熬夜，夜生活太丰富，工作压力太大，家务事情太多，种种理由，很多女性不由自主地熬夜到很晚。不论是在户外还是房间里，不论是夏天还是冬天，晚上的寒气都要重一些，时间一长，身体就容易受到寒气的侵扰，受了寒。

所以，不论是哪一个季节，女性都要合理安排自己的生活，让自己更好更快地适应外界，勤快一点、理性一点，更好地防寒。

寒气最易侵袭哪些部位

女性想要保护自己的身体，让自己更健康、美丽，就要让自己少受寒邪的侵袭。了解了自己身体哪些部位更容易受寒，就更利于保护自己。

❀ 头部

中医认为，头为"诸阳之会、精明之府"，人体的十二条经脉，都在头部交汇，而且头部还有近50个穴位，是人体阳气最旺盛的部位。所以，面对寒邪时，头部首当其冲，最明显的是很多人由于受风寒而感冒，产生头痛、头晕、头部沉重等症状，都是寒气入侵头部所引起的。头部长期受到寒气入侵，不仅易感冒发热，时间长了，还会引起鼻窦炎、偏头痛、顽固性头痛等病症。

❀ 口鼻

能致人体寒的生冷食物、寒性食物都是通过口进入身体，寒气第一接触的就是口。而鼻是呼吸道与外界相通的部位，寒气会直接从鼻腔进入肺部，使脏腑受寒。恶心、呕吐、咳嗽、咳痰、鼻塞、打喷嚏等，都是口鼻受寒的表现。所以，很多人为了防止寒气从口鼻进入身体，出门都习惯戴口罩。

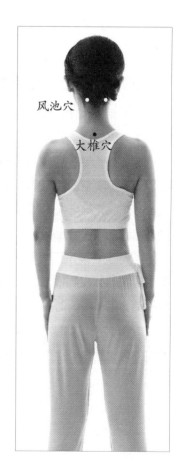

❀ 肩颈部

人的衰老从肩颈开始，肩颈是人体动脉和经脉的汇集处，是寒气容易入侵和堆积的地方，比如遇到寒风吹来，人本能的反应就是缩脖子，这是因为肩颈部感受到了寒气，而颈肩部受寒的直接后果就是引起肩颈酸痛、肩周炎、颈椎病、头晕头痛等。寒气入侵颈肩部，一般是从风池穴（位于后颈部，枕骨下，两条大筋外缘凹陷处，相当于耳垂齐平）和大椎穴（在后正中线上，第7颈椎棘突下凹陷处）进入。所以，建议大家平时常活动活动颈椎，用热热的手心或热毛巾捂一会儿大椎穴，或者捏捏风池穴，以利于防寒祛寒。

❈ 背部

人体背部有膀胱经和督脉循行，也是阳气旺盛、容易感受寒气的部位。而背部受寒，日久渐积，可以引起颈椎病、肩周炎、腰椎间盘突出、腰肌劳损及慢性腰腿痛。所以，大家一定要预防背部受寒，除了保暖、避免空调直吹外，可以多晒晒太阳，尤其要晒后背，也可以采用刮痧、推拿、拔罐等中医外治法来祛除背部寒气。

❈ 肚脐

有些女性肚子一着凉就腹痛、腹泻或者出现痛经、妇科炎症等，寒气从哪里进入腹部的呢？就是肚脐。肚脐位于髂前上棘水平的腹部正中线上，脐下无肌肉和脂肪组织，血管丰富，容易受到寒气的侵入，肚脐的后面就是肠胃，下方就是泌尿生殖系统，肚脐一旦受凉，这些部位就容易受到刺激而致病。所以，不论什么时候，女性朋友们都要护好肚脐不受寒。

❈ 脚底

脚是人体的第二心脏，但我们对它的重视和保护度并不够。脚位于下肢末端，距离心脏的距离最远，血液供应自然比身体的其他部位要少，再加上脚部的皮下脂肪层比较薄。足部的温度最低，也最容易受寒邪侵袭。因此，有"百病寒为先，寒从足下起"的说法。双足受寒，轻则引起上呼吸道毛细血管收缩，诱发感冒或支气管炎，重则引起胃痛、腰腿痛或妇科疾病。对于体质偏阴的女性来讲，足部的保暖尤为重要。

❈ 毛孔

全身的毛孔张开时，若不注意保护，寒邪会乘虚而入。剧烈活动后大汗淋漓的人，如果遭遇暴雨、空调冷风，最容易得病。及时喝生姜红糖水，使寒气从毛孔排出，防止寒气入侵，增强体内热力，不受寒不着凉，就尽可能地不得感冒或其他疾病。

为什么女人比男人更易受寒

男人和女人身体上本身就有很大差异,男人仿佛天生就火力壮,女人也好像本来就凉气大。可是为什么女人比男人更怕冷、更容易受寒呢?

男性属阳,女性属阴

中医经典《黄帝内经》中记载:"阴阳者,血气之男女也。"男性属阳,阳具有推动、温煦、兴奋的作用和功能;女性属阴,阴具有凝聚、滋润、抑制作用。因此,素体阳盛的男性较素体阴盛的女性抵抗寒冷的能力更强。

男性比女性肌肉发达

男性和女性的身体成分不同,男性的身体含肌肉成分多于女性,而肌肉是人体产生热量的重要组织。骨感的身材让女性从外表来看更符合现代人的审美,可是对于女性来说,肌肉不发达,却容易招来更多的寒气。

男性比女性更爱运动

很多男性喜欢运动,比如打篮球、踢足球、慢跑、爬山等,而很多女性不喜欢运动,动生阳,静生阴,所以女性比男性更怕冷。女性不喜欢运动,有很多的理由、想法和说法,最终的结果少动不仅会使女性更怕冷,身体也更不健康。

女性新陈代谢速度较慢

女性月经虽然能排毒,但是也会导致女性铁流失,而大多数女人为了保持身材要节食,铁的摄入量往往不足,血液携带氧气的能力也会下降,导致新陈代谢速度减慢而感到更冷。

女性爱美穿得少

很多现代女性一味追求美丽,哪怕是在寒冷的冬天也穿的很少,外部的寒气向身体袭来,所以身体就会更加怕冷。

所以说,女人比男人容易体寒,与女性特殊的生理特征和一些生活习惯有关。男性可能理解不了女性的冷,但是,女性一定要知道和理解自己的冷。在特殊的时期、别样的环境下,给女性一些关爱,让她感受到暖、热,就是最好。

自我检测：你是否体寒了

不少女性朋友有体寒的问题，那么，女性该如何判断自己是否体寒呢？体寒的严重程度又如何判断呢？大家可以通过下面的表格来自我检测一下。

体寒程度	体寒表现
轻度体寒	1.怕冷，手脚冰凉
	2.容易感冒，感冒恢复期长
	3.生理期经痛严重，腹部有垂坠感
	4.面色黯淡，无血色
	5.易疲劳，关节部位易酸痛
	6.睡眠质量差，睡眠浅
符合以上3项以及以上，为轻度体寒	
中度体寒	1.口腔内易发炎，易长口疮
	2.容易便秘、经常觉得肚子涨
	3.生理期紊乱，天冷后易延期或量少
	4.皮肤干燥易干裂
	5.脚后跟易干裂，脚部血液循环差
符合以上3项以及以上，为中度体寒	
重度体寒	1.尿频，尿液不易排出
	2.下半身水肿严重
	3.睡一夜手脚都冰冷
	4.起床时手脚发麻
	5.经常感到疲倦、四肢发酸，没有精神
	6.经常感到胃胀气
符合以上3项以及以上，为重度体寒	

无寒一身轻，致病的寒气要怎么祛除

寒气是女性诸多疾病的根源，可以说是女性健康的天敌。平时注意防寒保暖，避免寒气侵入人体，有利于维护健康；受寒后，祛除寒气，不让寒气在体内滞留，有利于治愈疾病；阳虚生内寒，补充阳气，有利于寒邪自祛。无寒一身轻，这是女性维护健康不生病的秘诀所在。

那么，具体应该怎么做才能避免寒邪致病呢？这正是后面的章节中要详细介绍的内容，这里简单概括一下。

改变不良的生活方式

不良的生活方式，如熬夜、喜食冷品、穿衣不当、纵欲过度等，都会使人体受寒或耗散阳气，所以，为避免受寒，女性朋友们从现在开始，要把这些不健康的生活方式改掉，让生活健康起来。

补足气血

气血充足了，阳气的生成便有了物质基础。阳气足，既能提高机体抵御外邪的能力，又可避免寒从内生。《黄帝内经》中记载的"正气内存，邪不可干，邪之所凑，其气必虚"，讲的就是这个道理。

及时祛寒

一旦发现寒气的蛛丝马迹，就要及时祛除，祛除寒气的方法，简单易操作的大体有以下几种。

1.药物祛寒：服用具有温热发散性质的中药，来解表散寒或温补阳气，达到祛寒的目的。

2.食疗祛寒：选择温热的食物，或与散寒、温中、补阳的中药搭配，做成美味可口的药膳，达到补气养血、祛除寒气的目的。

3.运动祛寒：动则生阳，快步走、跑步、登山、游泳等有氧运动，可以锻炼经络脏腑，使气血畅通，汗孔开放，直接祛除寒气。

4.中医外治法祛寒：推拿按摩、刮痧、拔罐、足浴、熏蒸、针灸等中医外治法，在祛寒方面效果显著，体寒的女性朋友值得一试。

第二章

女人受没受寒，外表就能看出来

暖女人拥有滋润光洁的皮肤、亮丽的青丝、饱满的情绪、灵动的表情，随时随地都是元气满满；而冷女人大多皮肤暗沉长斑、头发黯淡无泽、表情僵硬、身材松垮。暖女人是美丽的、健康的、阳光的，惹人喜欢；而冷女人会让人感觉冷冰冰的，不容易接近。所以，女人受没受寒，外表就能看出来，要想做漂亮女人，就要让身体暖起来。

寒气入侵，让女人很没"面子"

黑眼圈大多是寒致血瘀的表现

熊猫的"黑眼圈"让人觉得萌萌哒，但如果女性有了黑眼圈，对着镜子，怎么看怎么觉得苍老无神，甚至有病态的感觉。黑眼圈不是一两天形成的，形成原因有很多，熬夜、过度疲劳、爱化眼妆而又清洁不彻底等，都是引起黑眼圈最常见的原因，但这些因素造成的黑眼圈是暂时的，只要保证充足的睡眠或做好眼部清洁护理，黑眼圈就会消失。然而，还有一些人就算不熬夜、睡眠充足或眼部护理很精心，黑眼圈始终存在。这是怎么回事呢？

体寒是造成黑眼圈的内因

中医认为，黑眼圈就是血瘀，因为眼圈是周身皮肤最薄的部位，所以最能将血液循环的状态体现出来。而造成血瘀的一个重要原因就是体寒，因为血遇寒则凝，寒会使血液循环减慢，发生瘀滞。因此，想要消除黑眼圈，最根本的方法就是保暖祛寒，身体暖了，血液循环顺畅了，才能使瘀滞的气血疏散开。

怎么消除黑眼圈

1.热毛巾敷眼。将干净的毛巾放入45℃的热水中，拧至不滴水，敷在眼部10~15分钟，重复2~3次。此法可促进眼部血液循环，消除黑眼圈，同时还能防止眼睛干涩，缓解眼疲劳。

2.按摩眼周。双手四指搓热，按顺时针方向打圈，按摩眼部周围的皮肤，每次5分钟。这种方法可以促进眼部周围的血液循环，消除黑眼圈。

注意啦！ 平时做好保暖，并注意加强体育锻炼，有利于促进全身的血液循环，对消除黑眼圈也很有帮助。

❄ 脸上有斑，可能是体寒了

女人为了让自己更好看，不怕麻烦，也不怕花费时间和金钱。但是，有的女性脸上有一些斑点，雀斑、蝴蝶斑、黑斑……不要着急去遮盖，也不要懊恼，只有找出原因来，才能用正确的方法祛斑，让自己更美丽。

体寒易长斑

中医认为"经斑同源"。"经"，即月经，月经是否正常，跟脸上的斑有很大的关系。无论是月经不调还是脸上长斑，追本溯源还是体质偏寒。女性体内偏寒，导致气血运行不畅，新陈代谢较慢，心血不能达到皮肤表面，从而色素堆积，形成色斑。也就是说，脸上长斑，可能是寒气所致的血流不畅造成的。

如果女性发现自己脸上长出斑点，或是以前的斑点更深了，那就要注意了，检查一下是不是自己体寒了。不能盲目地遮瑕，治标容易治本难，要想更美丽，还是要从自己的体质着手。

怎么吃能驱寒祛斑

建议爱长斑的女性要注意保暖祛寒，多吃一些温性、热性食物，比如牛肉、羊肉、桂圆、大枣等，少吃一些寒凉的果蔬。另外，少吃感光性较强的食物，如芹菜、香菜、胡萝卜等。更不要刻意减肥，因为体寒缺乏的是热量，减肥减的是热量。这里给大家推荐一个活血祛寒、改善色斑的食疗方。

薏仁莲子粥

【材料】：薏仁150克，莲子50克，大枣5枚，冰糖15克。

【做法】：

❶ 薏仁淘洗干净，用冷水浸泡3小时，捞出沥干水分；莲子去莲心，用冷水洗净；大枣洗净，去核。

❷ 锅内加入适量清水，放入薏仁，用大火煮开，然后加入莲子、大枣，一起焖煮至熟透，最后加入冰糖，熬至成粥状即可。

【功效】：此粥有活血祛寒、美白保湿的功效，有助于消除色斑，有斑点烦恼的女性可以多食用此粥。

❋ 皮肤松弛，可能是脾胃虚寒

没有人喜欢自己的年龄被人一眼看穿，没有人不喜欢自己永远年轻漂亮又充满魅力，然而时间就像一把刀，让岁月的痕迹逐年递增在面部及全身。判断一个人是否年轻，离不开这个人的皮肤状态。当皱纹蚕食美丽的面庞，当肌肤再无力抵抗地心引力时，该如何是好呢？

如何判断自己皮肤是否松弛了

借助一面镜子，就可以判断自己面部皮肤松弛程度。第一步，站在镜子的正对面，抬头举起镜子观察面部容貌；第二步，低头观察自己在镜中的面部容貌；第三步，平视镜中容貌。

说明：若第一步中的皮肤明显比第三步中的皮肤紧致许多，而第二步中的皮肤则与第三步中的皮肤相差不多，说明你已经有了明显的肌肤松弛现象。这三步中的皮肤状态相差越小，说明皮肤越紧致。

脾胃虚寒，皮肤松弛

《黄帝内经》提到："脾主身之肌肉。"脾脏功能衰弱，肌肉就会松松垮垮，皮肤没有肌肉的支撑，失去弹性，变得松弛下垂。而脾虚的女性，她们不仅皮肤松弛，还大多有腹胀胃痛、手脚冰凉、喜暖畏寒等症状。这些其实都是脾胃虚寒导致的，也就是说，她们不仅是脾气虚，而且还同时有脾阳虚，所以，如果要避免皮肤过早出现松弛现象，就要暖脾益气，脾气足了，皮肤才会保持紧致、有弹性。

如何暖脾益气紧致肌肤

1.多吃健脾、暖脾的食物。在饮食上，建议皮肤松弛的女性朋友，多吃温性、热性的食物，如韭菜、大蒜、洋葱、鳝鱼、大马哈鱼、沙丁鱼等；多吃健脾益气的食物，如山药、红薯、花生、红枣、黄豆等；寒凉的食物尽量少食用。这里给大家推荐一款有益皮肤的食疗方。

黄豆炖猪蹄

【材料】：黄豆100克，猪蹄1对，生姜片、红糖、盐各适量。

【做法】：

❶ 黄豆洗净备用；将猪蹄洗净剁块儿，焯水2~3分钟后捞出，沥干水分，去除残留的毛。

❷ 将猪蹄与黄豆、生姜一起放入砂锅，加入适量的水，先大火烧开，再小火炖煮2小时。

❸ 黄豆煮烂，猪蹄骨肉分离后，加入红糖、盐调味即可。

【功效】：补血益气，暖脾防衰，有利于预防皮肤干瘪起皱、增强皮肤弹性和韧性，对延缓衰老、美容养颜有一定效果。

2.睡眠要充足。充足的睡眠对健脾也非常重要，睡眠不足会使脾失所养，皮肤的新陈代谢负担加重，得不到有效的休息，使皮肤失去弹性而松弛。所以，女性每天最好在晚上11点之前入睡，保证足够的睡眠时间。睡眠充足，身体得到了充分的休息，不让寒邪入侵，皮肤当然会好。

3.按摩也护肤。正确的脸部按摩能刺激淋巴和血液循环，有利毒素排出，焕发皮肤和肌肉的活力。

第一步，头部微微后仰，用一只手的手掌从下颚处沿着脸颊平推到鼻翼处，然后再用手掌心沿着眼底往外平拉脸颊肌肉，直到耳际。

第二步，头部还原成直立状，用右手掌部搓擦脖子左侧淋巴处，再用左手掌部搓擦脖子右侧淋巴处，以促进脖子的淋巴循环。

第三步，双手指尖相对做成一个中空的三角形，把双手的三角形抵在鼻梁和下巴上，水平往外移动手掌，食指和拇指微微用力沿着脸部轮廓往外推，将法令纹水平舒展。

注意啦！ 洗脸最好用温水，温水能够扩张毛孔，帮助有效去除脸部的油脂、污垢；温水还可以保护皮肤不受寒气侵袭，让脸部皮肤更加水嫩。

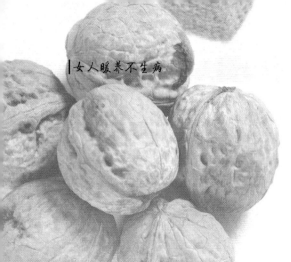

❄ 头部受了寒，头发就容易出问题

体寒，尤其是头部受寒是诱发各种头发问题的重要原因之一，而生活中一些不良习惯，往往是女性头部受寒的根源，如经常烫发、染发、晚上洗发后不等头发干透就上床睡觉、早晨洗澡洗头未吹干就急匆匆出门上班、寒冷季节没有戴帽子或围巾……头为身之顶，长期如此，凉风和寒气就从头部入侵到身体的各个部位，造成女性体质偏寒，血液循环不畅，各种头发问题由此产生。

所以，要想头发好，除了改变那些容易伤发的不良习惯，还要让身体暖起来。

吃温暖的食物，让头发更美

对于爱掉头发的女性朋友，建议饮食要均衡、规律，多吃五谷杂粮、蔬菜和水果，让头发得到充分的营养。可以多吃一些补气血的温热性食物，比如红枣、黑木耳、黑芝麻、核桃等。每天早晨喝豆浆时，往豆浆中放入1勺黑芝麻和1~2个核桃仁，坚持1~2个月，发质会有明显改善。

给头部做做暖身操

体寒女性每天给头发、头部做做操，可以让头发更秀美，让头部更健康。

1.推脑额。用拇指或掌心按于两眉上脑额处皮肤，两手分别向左右两旁轻轻抹动，到眉梢处再推回前额中央。双手交替，有节律地推擦，力量不宜过大，10余次即可。

2.摩头顶。两手十指分别放在头顶两侧，稍用力从前发际沿头顶至脑后做梳头动作20次左右；两手拇指分别按在额部两侧的太阳穴处，其余四指微分开顶住头顶，两手同时用力，从上而下，由下而上做直线按摩10余次；中指或食指按住头顶正中的百会穴，用力由轻到重旋转按揉10余次即可。

3.揉发根。两手十指弯曲叩击头部10余次后，稍用力抓住发根，从前至后做梳头的动作，也可以用木头或牛角的梳子代替，10余次即可。

亚健康，可能是受寒了

不知不觉地就胖了

有些女性觉得自己不知不觉就变胖了，于是怀疑自己吃得多了，开始节食。其实，有时并不是吃得多了，而是身体寒了。

肥胖是一种本虚标实、虚实兼杂的病证，其"实"以水湿内停、痰瘀互结为主；其"虚"以气虚阳亏为主。无论是水湿还是痰瘀，都为阴寒之性，需要阳的温化、气的推动，才能清除出体外。气虚则推动乏力，阳亏则温化无权，致使水湿痰瘀堆积体内，形成肥胖。简单一点来说，阴气重阳气少，体寒更容易变胖。

如果你用手在胖的地方用力按下去，拿起手的时候，发现手按住的地方发白，并且需要很长时间才能恢复，那就是属于阳虚体寒引起的水肿型肥胖。

多吃补阳暖身的食物

阳虚体寒的女性要吃一些补阳暖身助火、温肾助阳的食物，比如羊肉、牛肉、虾、鳝鱼、核桃仁、韭菜等，或者用一些补肾助阳的中药材，如肉苁蓉、海马、杜仲等，做成药膳，对于提高御寒能力帮助很大。

桑寄生肉苁蓉煲羊肉

【材料】：羊肉500克，肉苁蓉、桑寄生各15克，葱段、姜片、盐各适量。

【做法】：

❶ 羊肉洗净，切小块，放入开水中焯5分钟，捞起，备用。

❷ 羊肉放入砂锅中，加肉苁蓉、桑寄生、葱段、姜片，加适量清水，大火煮开，再转小火继续煮50分钟，起锅前加盐调味即可。

【功效】：体虚体寒的女性喝汤吃羊肉，具有较好的滋阳补气作用。

艾灸神阙穴可补阳祛寒减肥

神阙穴（肚脐）是五脏六腑之本，为元气归藏之根，为连接人体先天与后天之养生要穴。艾灸神阙穴，可将初生之阳坚固在体内，慢慢生发生长，为体所用。

艾灸方法：点燃艾条对准神阙穴，距离皮肤2~3厘米，以感到温热为宜，固定不动。每天施灸15~30分钟，皮肤泛红为度。

❀ 肚子上的"游泳圈"越来越大了

生完孩子肚子上还是有很大一圈肉，松松垮垮的，像带着个游泳圈，可是有的女人明明没有生孩子，为什么肚子上还是有厚厚的一层脂肪呢？各种瘦腰腹的方法都用了，却不见效，这是怎么回事？

体寒最易导致腹部肥胖

脂肪的功能是用来提供热量御寒的，当寒冷时，人体会储存更多的脂肪来防御寒冷。随着科技的发达，外环境对人们的影响不大，因为冬天有暖气，出门有车，大家挨冻的机会不多，真正的寒来自内在，因生活不规律、熬夜、饮食不注意、喝冷饮、吃冰激凌等会有损体内阳气，阳虚则寒，寒则瘀，导致机体对各种毒素的代谢减低，毒素都堆积在体内，形成肥胖。

中医的描述更为准确，脾主肌肉，肥胖就是脾虚的症状。腰带那一圈的位置正好是带脉的所在，在古代，它被称为"玉带环腰"。有很多女性别的地方都不胖，唯独腰上堆积了不少的脂肪，远远望去好像腰上别了一个游泳圈。其实这是因为带脉之气不足，收束不住其他经络了。

健脾祛寒瘦腰腹

要想去除肚子上的"游泳圈"，一定要想办法保持小腹温暖，揉揉带脉，当然，也要结合其他改善体寒的药物和方法。不妨试试以下方法，只要长期坚持，就能很好的祛寒瘦腰腹。

1.推腹。双手合十，指尖向前，掌跟顶住肚脐用力向两侧推，推到腰的两侧时，手背与后腰的命门穴（肚脐跟后腰正对的位置）相对。从命门穴开始，手背向腰两侧推回来。反复推5~10分钟，最好推到腰腹发热。这样能畅通整体经络，起到一通百通的效果。

2.揉腹。双手以肚脐为中心，先逆时针后顺时针各揉36圈，想祛寒就早中晚各1次，但饭后2小时内禁止揉腹。

❋ 关节成了"天气预报员"

很多人有过这样的经历：自己提前一天就知道要变天，因为左腿的膝盖又开始疼了；胳膊隐隐地疼，就知道第二天要下雨。

为什么一下雨或者天气一转凉，膝盖或者身上的关节就成了"天气预报员"？有时甚至会让人觉得疼痛难忍？就是风寒湿邪侵袭关节造成的。关节是人体很容易受寒的部位，风寒湿邪闭阻经络和关节，不通则痛，故而引起关节肿胀疼痛。通俗地说，人体有寒湿，关节就容易得风湿，就会在天气变化之前疼痛。而疼痛的人总结了变化规律，就让关节成了"天气预报员"。

注意关节处的保暖

为了减轻关节的疼痛，就要学会保护关节，让关节温暖，不受寒。肩部、肘部和膝部关节最容易受寒，穿衣的时候要注意，尽量护着这些部位，另外，露肩装、超短裙虽然漂亮，但是对于保护关节却是不利的。夏日在空调房里，女性也要保护好这些关键部位，不要任性地让冷风吹。

经常活动关节

不要长久保持同一姿势，可以预防关节疾病和疼痛，还可以祛寒。无论阅读、工作、看电视，最好经常改变姿势，适当起来活动一下，对关节好处多。

中药贴敷缓解关节疼痛

传统的中医有其独到之处，给受风寒湿邪侵扰而关节疼痛的女性一个中药贴敷方，按要求贴敷，可以缓解关节疼痛。

【制法】：白芥子、生草乌、生川乌、生南星、细辛、白芷、玄胡索等中药研末，用鲜姜汁调成（糊）膏状，涂于专用皮肤贴剂上。

【用法】：将中药贴贴至膈俞、脾俞、肾俞、关元、阿是穴处，每次贴4~6小时，每日1次，贴3次后停1周，连贴3周，共贴9次为1疗程。

【功效】：温经散寒、活血通脉、化痰散结、健肾壮阳、扶正祛邪。

【注意】：皮肤过敏的女性或表皮有创伤的女性不宜使用。

❀ 频频如厕，出门先找厕所

有的女性年纪轻轻，却出现夜尿多的现象，甚至白天也会尿多、尿频，出门玩或是办事，先要找厕所，这是怎么回事呢？引起尿多、尿频的原因很多，大量饮水、炎症刺激、膀胱容量减少、精神神经性尿频都可能让女性尿多、尿频。另外，还有一个重要的原因，就是体寒。很多人都有这样的体验，天气暖和的时候与天气寒冷的时候相比，同样的饮水量，同样的居住环境，晚上上厕所的次数要少得多。越是冷越想上厕所，真的让人很尴尬。

女性体寒容易引起肾阳虚、脾阳虚，有的人是喝了水很快就要小便，水喝进去一点不解渴，这是蒸化水液的火力不足了。所以，要改善尿多、尿频的症状，先要补阳祛寒。

吃点升阳暖身的食物预防尿频

吃一些让人暖和的食物（哪些食物有此功效，在第三章会具体讲述），对于改善体寒体质有益，肾、脾不虚不寒，尿多、尿频的症状就会有所减轻。

睡前泡泡脚，暖身改善尿多、尿频

睡前用热水泡泡脚，或是让床更暖和，对改善尿多、尿频有好处。在寒冷的冬夜里，睡前的"温暖"对女性来说是很重要的，尤其是脚部的"温暖"。被窝里的一个热水袋，可能就让人安睡到天明。

用生姜泡脚简单实用，而且效果不错，体寒的女性不妨试一试。

【做法】：取15~30克的生姜，将其拍扁，放入锅中，多加清水，盖上锅盖，水开后再煮10分钟左右。煮好后，将全部姜水倒出，加入适量冷水至40℃左右（一般以不感觉到烫为宜）。泡脚时水要没过踝部，最好边泡边搓双脚，泡10分钟左右，即可。生姜的用量根据用的水量、怕冷的症状而酌情添加，但不宜过少。

> *注意啦！* 在身体正常的情况下，如果大量饮水，由于进水量增加，尿量也会增多，排尿次数亦增多，便出现尿频。女性要控制饮水总量，尤其是睡前不要饮用大量的水、汤、牛奶、饮料等。

❋ 手足冰凉,怎么也不热

长期手足冰凉,对女性健康的危害非常大,容易导致月经不调、痛经、闭经,甚至可能不孕或流产,而且脸上容易长色斑和痘痘。

为什么女性容易手足冰凉?

阳气不足	阳气具有温养的功能,四肢末端阳气缺少,就会寒凉
气血运行不畅	气血运行不畅,导致阳气瘀滞在体内,不能到达手脚
生活起居失调	久坐不动、吸烟、穿紧身衣裤、过度节食、冷饮吃太多等
情绪变化	精神压力过大、过分敏感、容易生气、过度操心、心神不宁等
激素变化	在经期、孕期和产期等特殊的生理期,月经和生育引起的激素变化会对自主神经系统造成一定的影响,引起畏寒、肢体冰冷

如何让手脚暖起来

1.多吃温热的食物。气血运化失常多会手脚冰凉,因此手脚冰凉的女性在饮食上应多吃补脾气、养气血之物,比如羊肉、鸡蛋、猪肝、枸杞子等。这里给大家推荐一款姜枣参茶,祛寒暖身效果非常好。

姜枣参茶

【材料】:生姜、党参各10克,大枣10枚。

【做法】:

❶ 红枣去核,切成小粒;姜切细丝。

❷ 将红枣粒、姜丝与党参一起放入锅内,熬煎取汁,代茶饮用,每日1次。

【功效】:生姜祛寒暖身,党参健脾补气,红枣气血双补,三者搭配在一起对于脾阳不足引起的手脚冰凉不适有积极的改善作用。

2.勤运动。可选择一些轻松平缓的运动,如瑜伽、登山、打太极拳等。锻炼时应根据自身情况,适度锻炼。

3.晒太阳。在寒冷的天气里,晒晒后背,既能温暖手脚,还能驱除脾胃寒气,有助于改善消化功能。

❋ 体温不高，容易失眠

随着年龄的增长，人的睡眠时间会越来越短。如果年轻人或中年人每天只睡3~4小时，晚上在床上辗转反侧难以入眠，就可以被认定为失眠了。失眠的原因很多，寒冷也是其中之一。

因为人睡眠的节律与体温有关。起床后，体温会逐渐上升，在睡前达到顶峰，然后再逐渐下降。经过白天的工作、劳动，人的体温会维持在一个比较高的水平，洗个热水澡或泡个热水脚，热热乎乎的，一会儿就睡着了。人体的体温到夜晚就会降低，如果不及时睡觉，或是睡前没有喝热水、洗热水澡，卧室、被窝不够温暖，那就不容易睡着，慢慢地就失眠了。

所以，睡觉之前，让自己体温升高，不至于手脚冰凉，让卧室和被窝更温暖、舒适，睡眠就会得到改善，失眠也会慢慢少了。

让被窝更暖和有助睡眠

天气寒冷、没有暖气时，让被窝更暖和也是一个助眠的好办法，电热毯、暖手器都有一定的安全隐患，而且容易上火，传统的热水袋成了助眠的神器。最好在被窝里准备2个热水袋，一个放在腹部，一个放在脚底，把脚焐热。热水袋的温度会随着时间的推移逐渐降低，正好符合人睡眠时的规律。注意热水袋放置时不要贴身，要隔着睡衣或用薄棉布裹起来，以免烫伤皮肤。

足浴安神助睡眠

如果只是偶尔失眠，晚上用热水泡脚30分钟，效果不错。如果失眠严重，那就往足浴水里加点料，酸枣仁茯参药浴法效果不错，体寒女性可以试一试。

酸枣仁茯参药浴法

【材料】：茯神、人参各10克，酸枣仁50克。

【做法】：将3味药材加水煎煮40分钟，煎好后去渣留汁，倒入足浴器中，先熏蒸双脚，待温度适宜后泡足。每次20分钟，每日1次，10天为1疗程。

【功效】：茯神主治心神不定；人参是百药之王，补中益气；酸枣仁归心、脾、肝、胆经，治疗虚烦不眠。三者结合，再加上足浴的暖体效果，助眠效果佳。

第三章

在饮食上下功夫，暖女人要会吃

"民以食为天"，饮食包括谷物、水产、水果、肉类、蔬菜等各种食物，它们有各自不同的属性，比如寒、热、温、凉、平。所以，我们在选择食物的时候，首先要了解自己的体质特点，然后选择对自己身体最有益的食物。而对于体寒的女人来说，自然是选择那些温热的食物，并通过食疗的方法让自己寒冷的身体温暖起来。

食物吃对了才能驱寒暖身

炎炎夏日,头顶冒火,一杯冰水喝下去,感觉整个身体都凉快了很多;寒冬腊月,哈气成冰,一碗热腾腾的姜汤喝下去,身体慢慢热了起来……可见,食物吃对了,既能让身体变得寒冷,也能让身体变得暖和。

中医将食物分为五性,即寒、热、温、凉、平,这是根据人吃了食物后对身体所产生的作用来划分的。而寒与凉、热与温仅有程度的差异,寒性较小的就是凉性,又称为微寒;热性较小的即为温性。寒与凉、热与温虽然程度上有所不同,但属性一致,因此在功效上有一定的共同点。平性则是指这类食物寒凉或温热的性质不显著,作用比较平和。因此,女性在养生暖和之前,要先了解日常食物的属性,针对自己的身体状况食用适合的食物。常见食物的五性分类见下表。

食物种类	性质	常见食物
谷薯类	温热性	面粉、糯米、紫米、高粱、糙米
	寒凉性	荞麦、大麦、小米、青稞、薏米
	平性	大米、玉米、红薯、燕麦、黑米、马铃薯、芋头、山药
肉类	温热性	猪肝、黄牛肉、牛肚、狗肉、羊肉、鸡肉、乌鸡肉、鳝鱼、虾、泥鳅
	寒凉性	田螺、螃蟹、牡蛎、蚌肉、蛤蜊、鱿鱼、水牛肉、鸭肉、兔肉
	平性	猪肉、鹅肉、鲫鱼、鲈鱼、鲤鱼、鲢鱼、甲鱼、带鱼、黄花鱼、海参、鲫鱼
蔬菜	温热性	辣椒、韭菜、香菜、洋葱、雪里蕻
	寒凉性	白菜、空心菜、木耳菜、竹笋、海带、紫菜、苦瓜、西红柿、芹菜、茄子、油菜、茭白、菠菜、莴苣、花菜、茼蒿、豆腐、莲藕、冬瓜、丝瓜、黄瓜
	平性	胡萝卜、圆白菜、茼蒿、香菇、平菇、金针菇、黑木耳

续表

食物种类	性质	常见食物
水果	温热性	龙眼、荔枝、樱桃、榴梿、桃、杏、荔枝、柠檬、金橘、杨梅、石榴、木瓜
水果	寒凉性	柿子、柚子、香蕉、桑葚、杨桃、猕猴桃、甘蔗、西瓜、香瓜、苹果、梨、柑橘、草莓、芒果、枇杷
水果	平性	葡萄、菠萝、李子、山楂
豆蛋奶	温热性	芸豆、南瓜、刀豆、羊奶
豆蛋奶	寒凉性	绿豆、鸭蛋
豆蛋奶	平性	黄豆、豌豆、黑豆、青豆、豇豆、红豆、扁豆、蚕豆、花豆、红腰豆、豆制品、鸡蛋、鹌鹑蛋、鸽蛋、酸牛奶
干果	温热性	核桃、栗子、杏仁、夏威夷果、松子、大枣、黑枣、开心果
干果	寒凉性	西瓜子、百合
干果	平性	花生、南瓜子、芝麻、白果、腰果、榛子、葵花子、莲子、酸枣
调味品	温热性	胡椒、肉桂、葱、生姜、大蒜、花椒、茴香、丁香、八角、酒、醋、红茶、咖啡、红糖等
调味品	寒凉性	酱、豆豉、盐、绿茶、玫瑰花、菊花
调味品	平性	蜂蜜、白糖、冰糖

在所有食物中，以平性居多，温热者次之，寒凉者最少。食物虽有五性，但其本身并没有好坏之分，对于普通人来说，寒热食物搭配吃可以保证食性平衡，如螃蟹+生姜、羊肉+白萝卜、苦瓜/茄子+大蒜等。但对于体寒的女性来说，就要多吃温热性食物，尤其是冬季气候寒冷的时候，更需要多吃些温热的食物，比如羊肉、鸡肉、虾、红枣、生姜、紫米等，借助食物的热性来达到驱寒保暖的目的。

上表只针对平常食用的食物进行五性的列举，如果遇到不常食用的食物，在食用前最好进行查找辨识，以安全、营养为原则。

这些让身体变冷的饮食习惯一定要改

"药能治病，饭能补人"，合理、健康的饮食，是可以对人体健康起到很好的促进作用。可是很多女性有无数的理由，在保持一些不好的饮食习惯，请记住，要做一个健康的暖女人，下面这些不好的饮食习惯一定要改。

❀ 不吃早餐

早餐是一日中最重要的一餐，俗话说早餐要吃好，午餐要吃饱，晚餐要吃少。身体在经过睡眠的休息后，已做好充分准备迎接一天的工作、学习，这时需要摄取丰富的营养，来应对一日的消耗。如果不吃早餐，必然会影响上午工作和学习的效率，对健康也很不利。

早餐吃不好，身体易受寒

经过一晚上的消化，头一天晚上所吃的饭已经消化得差不多了，肠胃空空的。所以，早餐最重要的作用就是为饥饿一整夜的机体提供热量，以便提升体温，有助于阳气慢慢升腾，机体恢复到最健康活跃的状态。如果不吃早餐，怎么能给机体提供足够的热量呢？不吃早餐，无论是肠胃，还是身体都更容易受寒。

早餐这样吃比较好

为了自己的身体健康，早餐一定要吃，不仅要吃，而且还要吃好。那么，什么样的早餐才是比较好的呢？早餐选择的食物一定要能够提供较多的能量，也就是富含蛋白质、脂肪和碳水化合物的食物，这样才能维持体温，抵御寒气。所以，营养充足的早餐应包括四类食物。

1. 谷类及薯类，如包子、面条、面包、粥、煎饼、土豆、红薯等。
2. 动物性食物，如瘦猪肉、火腿、鸡蛋等。
3. 奶类及奶制品、豆类及豆制品，如牛奶、豆浆、豆腐脑、豆腐干等。
4. 新鲜蔬菜和水果。

> **注意啦！** 如果你的早餐包括了其中三类，说明早餐的能量比较充足；如果只包括了其中两类，甚至更少，说明早餐的能量可能不足。

❋ 不吃晚餐

晚餐和早餐、午餐一样，都可以为人体提供能量。可是在有些女性看来，晚餐却是可有可无的，最好不吃，那样吸收的能量少，可以减肥瘦身，让自己更美。却不知，不吃晚餐，胃酸也会照常分泌，但因为没有食物提供分解，长此以往，胃酸会伤害胃黏膜，很容易导致胃黏膜糜烂、溃疡，抵抗力减弱，还会致胃寒体寒。

本来就体寒的女性，不吃晚餐，会加重心脚冰凉的症状，晚上又冷又饿，体质更得不到改善。

> *注意啦！* 有的女性认为晚餐不能太晚，于是就早早地吃晚餐，且不说这样的时间安排于自己的工作时间、家人的作息时间对不对得上，单就身体来说是不利的，过早吃晚餐，胃里食物很早就被消化了，如果不补充食物，就会饿着睡觉，如果补充食物，就会发胖。

含碳水化合物丰富的食物可暖身助眠

含碳水化合物丰富的食物能为身体提供热量，有一定的助眠作用，其中，大米具有很好的"催眠性"，晚餐吃一些米饭，可以让人更容易入睡。晚餐喝点小米粥，既有助于消化，又可以帮助早点入睡。除了米饭、小米粥外，面包也是不错的选择。

其他有助眠作用的食材有大豆、香蕉、白菜、海藻、动物肝脏、牛奶、蛋类等。女性在安排晚餐食谱时，既要考虑晚餐的热量是否能满足身体的需要，又要尽量吃一些有助于睡眠的食物。

注意晚餐不要过于辛辣

体寒女性容易有一个误区，认为自己体寒，那就吃得辛辣一点，热一点，特别是晚餐，热出一身汗，晚上可以热乎乎地睡一觉。晚餐食用辣椒、大蒜、洋葱等辛辣食物，在睡眠的第一周期，体温会上升，从而导致睡眠质量降低；还会使胃中有灼烧感和消化不良，进而影响睡眠。

除了不能吃得太辣、太热以外，晚餐还要尽量不食用红薯、玉米、豌豆等产气食物，猪肉等过于油腻的食物，以及咖啡、浓茶、可乐等令大脑兴奋的食物。

仅吃蔬菜水果

爱美的女性对于瘦有谜一样的喜爱，不论胖瘦都要减肥。很多女性振振有辞地说："生鲜蔬菜对身体有好处，一天多吃蔬菜总没有错吧。"生鲜蔬菜对身体确实很好，但是只吃生鲜蔬菜，会出现营养不良。而且，蔬菜水果吃多了，还会加重体内的寒气。

只吃果蔬致体寒

蔬菜水果含有多种维生素、矿物质、纤维素，女性食用蔬菜水果，不仅能减肥，还能补充多种营养。

但是，蔬菜水果大部分属比较寒凉的，如果长期只吃蔬菜水果，很少吃肉类、豆类，身体内会淤积大量的寒气，导致体寒。尤其是冬天的时候，我们都有感受，如果热乎乎地吃上一块肉，喝上一碗粥，全身都会感觉暖暖的，充满了力气。如果只吃蔬菜、水果，而且有的蔬菜、水果还只能生着吃，那就觉得越吃越冷，越吃越难受。当然，天气炎热的时候，可以适当地多吃蔬菜、水果，让自己感觉轻松一点。但是也要适当吃一些主食和肉类，以补充能量，驱赶体内的寒气。

暖暖地吃蔬菜水果

1.做蔬菜时放点姜。很多蔬菜都是寒凉的，在制作蔬菜时放一些热性的调料，比如生姜、花椒、八角等，可以中和蔬菜的寒性，增强食物的热性。

2.尽量少吃寒凉的蔬菜水果。荸荠、藕、竹笋、苦菜、梨、西瓜、香蕉等是寒凉的蔬果，体寒的女性不宜多吃，更不能拿这些蔬菜水果当主食。

3.适当搭配主食和肉食。蔬菜、水果中含有丰富的维生素和矿物质，是必不可少的食物，应搭配适当的谷薯类、肉蛋类食物一起食用。每一餐都能荤素搭配，营养均衡，对维持身体健康非常重要。

4.冬天可以吃"暖"水果。女性爱吃水果，可是冬天吃水果却是一个考验，冰冰的水果吃下去，会让人更觉得寒冷。把苹果、梨等水果，用温水泡一泡，使得它们不那么冷，就可以了；家里有暖气的女性可以把水果放在暖气上热一会儿再吃。

❋ 喜欢喝冷水、冷饮

在喝水的时候，很多人喜欢喝冷水、冷饮，人体要把这些冷水、冷饮变成和自己的体温一样而且利用起来，这需要消耗脾肾的阳气，也就是热能，这就容易导致女性的身体受损。

冷饮伤身致体寒

有些女性觉得就一小口冷水、一小块雪糕，哪里那么容易就致体寒了。冰冻三尺非一日之寒，一口冷水、一块雪糕，当然不致体寒，但是，如果长期喝冷水、吃雪糕，体内就容易积攒寒气。

1.伤害胃肠道。冷水会导致胃黏膜收缩，影响消化吸收，甚至引起胃胀、胃痛、腹泻等肠胃问题。

2.伤脾。脾喜燥恶湿，长期喝冷水会导致寒湿结合，使脾之阳气受损，出现消化不良、腹泻、腹痛，时间长了，还会导致食欲下降、消瘦。

3.伤肺。中医认为"形寒饮冷则伤肺"，意思是身体受寒、吃冷的食物或喝冷饮，都会伤害肺，出现肺气闭塞。"脾为生痰之源，肺为贮痰之器"，长期则脾、肺受伤，出现咳嗽多痰。

科学补水防受寒

为了身体着想，女性一定要戒了那一口冷水、冷饮。那要怎么补水呢？

1.饮水最好的选择是白开水，因为白开水是最符合人体需要的饮用水，不仅解渴，而且最容易被身体吸收，促进新陈代谢，调节体温。

2.炎热的夏季可用绿豆、冰糖等熬成汤水，既可补充水分，又能解暑不受寒凉，比喝冰水、冷饮好多了。

冰糖绿豆水

【材料】：绿豆1小把，冰糖适量。

【做法】：绿豆洗净，放入冷水中煮开，加入适量冰糖，再继续煮5分钟即可。

> **注意啦！** 无论什么时候，都要少喝或不喝饮料，因为饮料一般含糖量高，经常喝会造成体内能量过剩，引起肥胖，残留在口腔内的糖还会损害牙齿健康，如果是冰镇的饮料，还会刺激肠胃，使身体受寒。

选择温暖的食物，吃出最适宜的温度

羊肉

羊肉是我国居民主要的食用肉类之一，在全国各地都有食用羊肉的风俗，由于各地水土、气候、温度的巨大差异，不同地域的羊肉味道差别也很大，这导致了各地烹饪方法的不同。虽然各地的食用方式不一样，但对于体寒女性来说，羊肉是驱寒暖身的佳品。

📖 羊肉小档案

性味归经 性温，味甘，归脾、肾经。

适用人群 一般人群均可食用，尤其适宜体虚胃寒及寒性体质的女性。

食用禁忌 体质过热的人要少吃甚至不吃羊肉；有发热、牙痛、口舌生疮、咳黄痰等上火症状的人不宜食用；患有肝病、高血压、急性肠炎或其他感染性疾病的人忌食；水肿、骨蒸、疟疾、外感及一切热性病症者禁食。

🍲 驱寒暖身功效

羊肉具有补肾壮阳、暖中祛寒、温补气血、开胃健脾的功效。《本草纲目》中记载，羊肉能补中益气，开胃健力。女性、老人以及气血不足、身体瘦弱、病后体虚者等，多喝羊肉汤，有利于滋养气血、补元阳、疗虚安神、健脾胃、强体魄。羊肉还有利于缓解脾胃虚寒所致的反胃、身体瘦弱、畏寒等症，女性可适当多食用羊肉。

🍽 暖女人这么吃

✅ **煮食** 清炖、焖煮、火锅都可以，在寒冷的冬天喝一碗热乎乎的羊肉汤，驱寒暖身的效果特别好。

✅ **炒食** 羊肉配上大葱、胡萝卜、孜然等蔬菜、调料一起大火炒制，香味浓郁，还可以驱寒暖身。

✅ **蒸食** 羊肉配上米粉、土豆、红薯等一起蒸，软糯干香。

✅ **做馅** 羊肉切小丁或剁碎，做馅，制成包子、饺子，口味香浓，还有益身体。

❌ **烧烤** 烧烤的羊肉虽然很香，但是热量加重，而且还容易上火。

❋ 食用搭配提示

√ 羊肉+萝卜
羊肉和萝卜搭配做菜,羊肉增香、暖身,萝卜消积滞、化痰热,对身体有益。

√ 羊肉+生姜
生姜有利于去除羊肉的腥膻味,帮助羊肉发挥温阳祛寒的功效。

× 羊肉+茶
吃羊肉时喝茶,会产生鞣酸蛋白质,使肠的蠕动减弱,进而诱发便秘。

× 羊肉+西瓜
羊肉和西瓜一起进食后不仅大大降低羊肉的温补作用,且有碍脾胃。

📖 暖身食谱推荐

羊肉烧胡萝卜

【材料】:羊肉800克,胡萝卜300克,料酒、酱油、白糖、盐、姜片、干辣椒、丁香、孜然、橙皮各适量。

【做法】:

❶ 羊肉洗净切块,焯水,取出控水;胡萝卜去皮,洗净,切成滚刀块,备用。

❷ 油锅烧热,先煸香干辣椒、姜片、丁香、孜然和陈皮,然后放入羊肉,倒入料酒、酱油、白糖、盐炒匀。

❸ 羊肉上色后倒入适量清水没过羊肉,大火烧开后转小火炖煮1小时。

❹ 倒入胡萝卜,继续炖煮,至汤汁收稠、胡萝卜酥软即可出锅。

【功效】:补体虚,祛寒冷,温补气血。

> **小妙招**
> 清洗羊肉一定要用凉水或稍微温一点的水,不能用热水。

🛒 选购方法指南

要想买到上好的羊肉,有三个步骤:第一,闻。好羊肉本身带有一股很冲的膻味,且伴有些许血腥味。第二,看。新鲜羊肉呈鲜红色或粉红色,接着看纹路,好羊肉纹路细、分布均匀。第三,摸。轻压羊肉弹性较好,虽有水但不会往外冒水。

牛肉

牛肉是我国消费量比较大的肉类食品之一，古有"牛肉补气，功同黄芪"之说，牛肉有补中益气、滋养脾胃、强健筋骨的功效。牛肉也是适宜体寒女性食用的肉类，其含有丰富的蛋白质、氨基酸，其组成比猪肉更接近人体需要，能提高机体抗病能力，而脂肪含量很低，所以味道鲜美，有"肉中骄子"的美称。

牛肉小档案

性味归经 味甘，黄牛肉性温或热，水牛肉性凉，归脾、胃经。

适用人群 一般人群均可食用，尤其适宜生长发育、术后、病后调养及中气下陷、气短体虚、筋骨酸软、贫血久病及面黄目眩者食用。

食用禁忌 患有感染性疾病、肝病、肾病的女性要慎吃；黄牛肉是发物，患有疮疥湿疹、痘痧、瘙痒的女性要慎吃；高胆固醇、高脂肪、老年人、儿童、消化力弱的人不宜多吃。

驱寒暖身功效

牛肉有补中益气、滋养脾胃、强健筋骨、化痰息风、止渴止涎的功能。中医食疗认为，寒冬食牛肉，有暖胃作用，牛肉为寒冬补益佳品。

暖女人这么吃

☑ **煮食** 炖煮、焖煮、酱卤、火锅都可以，煮火锅时最好切成薄一点的片状。

☑ **炒食** 牛肉配上芹菜、胡萝卜等蔬菜一起大火炒制，香味浓郁，还可驱寒暖身。

☑ **做馅** 牛肉切小丁或剁碎，做馅，与蔬菜搭配制成包子、饺子，口味香浓，还有益身体。

☒ **烧烤** 烤牛排容易上火，如果烤得不熟，还容易引起消化不良，甚至腹泻。

食用搭配提示

√牛肉 + 土豆

土豆营养丰富，含有大量的淀粉，搭配牛肉一起吃可保护胃黏膜，增强免疫力。

√牛肉+香芋

牛肉和香芋一起吃,不仅可养血补血,还有利于预防和缓解食欲不振及便秘,防止皮肤老化。

×牛肉+菠菜

牛肉不宜和菠菜一起吃,会降低两种食材的营养价值。

×牛肉+田螺

牛肉是温热食物,而田螺是寒性的,二者一起吃,会降低牛肉的暖身功效,而且容易引起消化不良。

暖身食谱推荐

西红柿牛腩煲

【材料】:西红柿3个,牛腩500克,小葱1棵,料酒、酱油、白糖、盐各适量,八角1个,姜1小块,蒜2瓣。

【做法】:

❶ 牛腩洗净,切小块,开水焯一下,捞出。
❷ 牛腩放入砂锅,倒入料酒、酱油、蒜、姜片、八角以及适量清水(刚刚没过牛腩即可),大火烧开转小火,焖1小时。
❸ 将西红柿洗净,切滚刀块,放入砂锅,再焖20分钟。
❹ 将小葱洗净,切葱花,放入砂锅中,加白糖、盐调味,然后出锅即可。

【功效】:补气养血,增加免疫力,暖身防寒。

> **小妙招**
>
> 牛肉不易熟烂,烹饪时放入1个山楂、1块橘皮或少许茶叶,能使牛肉更易熟烂。

选购方法指南

1. 观察颜色:正常新鲜的牛肉肌肉呈暗红色,均匀、有光泽、外表微干,尤其在冬季其表面容易形成一层薄薄的风干膜,脂肪呈白色或奶油色。
2. 摸手感:新鲜的牛肉富有弹性,指压后凹陷可立即恢复,新切面肌纤维细密。
3. 闻气味:新鲜肉具有鲜肉味儿。

鸡肉

鸡肉肉质细嫩，味道鲜美，与猪肉、牛肉比较，其蛋白质含量较高，脂肪含量较低，同时还富含多种矿物质和维生素，具有很高的营养价值。鸡肉适合多种烹调方法，能滋补养身，其温热的性质，也很适合体寒女性食用。

鸡肉小档案

性味归经 性平、温，味甘，归脾、肾、胃、大肠经。

适用人群 一般人群均可食用，尤其适宜脾胃虚弱、营养不良、畏寒、乏力疲劳、月经不调及贫血患者调养食用。

食用禁忌 鸡肉易上火，所以感冒发热、内火偏旺、痰湿偏重、肥胖症、热毒疖肿、高血压、血脂偏高、胆囊炎、胆石症等患者忌食鸡肉。

驱寒暖身功效

鸡肉很适合女性食用，《食疗本草》中记载，"黑雌鸡，治反胃、腹痛、骨痛、乳痈、安胎。"且鸡肉性温，对畏寒怕冷、月经不调的女性有缓解作用。

另外，鸡肉富含蛋白质，氨基酸种类多，且容易被人体吸收利用，具有健脾养胃、强壮身体的作用，适宜脾胃虚弱、体虚乏力、营养不良的女性调补食用。

暖女人这么吃

✓ 煮食 清炖或加食材一起炖都可以，女性吃鸡肉喝鸡汤，可以补充营养，提高身体功能，改善体质。

✓ 炒食 大盘鸡、辣子鸡、炒鸡，在炒制鸡肉时，可以配上多种蔬菜，既解油腻，又增香味，丰富营养。

✗ 拌食 鸡肉酱、卤、煮后，可以拌着吃，但是天气太冷的时候，体寒女性最好少吃或不吃。

✗ 烧烤 烧烤的鸡肉味道独特，但是最好要趁热吃，而且不能多吃，否则容易上火。

食用搭配提示

√鸡肉+柚子

吃了鸡肉后再吃适量柚子，可以补肺、下气、消痰止咳。

√鸡肉+西蓝花

煮制鸡肉时搭配西蓝花，可以增强肝脏解毒能力、提高免疫力。

×鸡肉+南瓜

鸡肉不宜和南瓜一起吃，否则妨碍营养吸收。

×鸡肉+芹菜

不论是煮鸡肉还是炒鸡肉，都不宜放芹菜，否则易伤元气。

暖身食谱推荐

土豆烧鸡块

【材料】：鸡腿500克，土豆300克，姜丝、葱花、酱油、盐、十三香、黄豆酱各适量。

【做法】：

❶ 鸡腿洗净，切块，放开水中焯水，捞出。
❷ 油锅烧热，放入鸡块、姜丝，炒至鸡块变色，放入酱油，再进行翻炒。
❸ 加入适量清水，大火烧开，转小火，炖煮30分钟。
❹ 土豆去皮洗净，切块，放入锅中，加入十三香、盐、黄豆酱，继续煮15分钟。
❺ 煮到汤变浓变少时，加入葱花即可。

【功效】：驱寒暖身，增加免疫力，促进康复。

> **小妙招**
>
> 鸡肉本来就很鲜美，所以烹调鸡肉时，最好不要加鸡精。

选购方法指南

在挑选鸡肉时，首先要注意观察鸡肉的外观、颜色及质感。一般来说，新鲜卫生的鸡肉大小不会相差特别大，颜色会白里透着红，看起来有亮度，手感比较光滑。如果是注过水的鸡肉，用手去摸的话，会感觉表面有些高低不平，像长有肿块一样。

鲢鱼

鲢鱼是我国居民主要的食用淡水鱼之一，肉质鲜嫩，营养丰富。鲢鱼可以分为白鲢、花鲢、长丰鲢等，其中花鲢的肉质比其他两种紧实。四季均产，以冬季产的最好，体寒的女性经常吃些鲢鱼，对驱寒暖身很有帮助。

鲢鱼小档案

性味归经 味甘，性温，归脾、胃经。

适用人群 一般人群均可食用，尤其适宜胃寒、产后缺奶、妊娠水肿、营养不良性水肿的女性食用。

食用禁忌 鲢鱼为发物，患有痈疽疔疮、瘙痒性皮肤病、目赤肿痛、口舌生疮、渴喜冷饮、便秘及甲状腺功能亢进的患者禁食。

驱寒暖身功效

鲢鱼性味甘温，能够祛除脾胃寒气，有健脾补气、温中暖胃的功效，尤其适合女性在冬天食用，可有利于缓解脾胃虚寒、脾胃虚弱及慢性胃炎等症。

鲢鱼还有泽肤、乌发、养颜等功效，尤其适合爱美的女性食用，如果是体寒的女性就更适合食用鲢鱼了。

暖女人这么吃

- ✓ **烧食** 红烧鲢鱼可以激发鱼的鲜味，口味更丰富。
- ✓ **煮食** 鲢鱼切片、块，或是整条放入锅中煮，鲜味浓郁，鱼汤鲜美。
- ✓ **清蒸** 清蒸既能保持鲢鱼鲜香的特点，还能最大限度地保留鲢鱼的营养，好吃又安全。
- ✗ **油炸** 油炸鲢鱼会破坏其营养，太过油腻，不利于身体健康。

食用搭配提示

√**鲢鱼+白萝卜**

鲢鱼和白萝卜一起煮食，可以利水消肿。

√ 鲢鱼+豆腐

鲢鱼炖豆腐可以解毒美容、温补脾胃、补充蛋白质。

× 鲢鱼+甘草

鲢鱼不宜和甘草一起吃,不然会引起中毒。

× 鲢鱼+西红柿

食用鲢鱼时不宜一起食用西红柿,不利于营养吸收。

暖身食谱推荐

鲢鱼肉丸汤

【材料】:鲢鱼肉300克,火腿末5克,火腿片10克,料酒、味精、盐、葱、姜、熟猪油、鸡油各适量。

【做法】:

❶ 先将鲢鱼肉洗净切成肉泥,加水、盐少量,放入碗中,顺时针方向搅拌至无黏性时,再加水少许拌匀,放置5分钟,加入葱末、姜末、火腿末、味精、料酒、熟猪油,拌匀成蓉。

❷ 锅内加水烧开,关火,用手将鱼蓉挤成核桃大小的鱼丸,入锅中汤里烧开。

❸ 将盐、味精、鸡油放入大汤碗中,加入做好的鱼丸和汤,撒上葱花即成。

【功效】:滋润补虚。适用于年老体弱、久病或病后气血虚衰、脾胃虚寒等病症者。有利于增加免疫力、促进康复、补铁补血。

> **小妙招**
>
> 清洗鲢鱼时,要将鱼肝清除掉,因为其中含有毒质。

选购方法指南

选购鲢鱼时注意看其外观,优质的鲢鱼眼球突出,角膜透明,鱼鳃色泽鲜红,腮丝清晰,鳞片完整有光泽,不易脱落。也可以摸一摸鲢鱼,品质好的鲢鱼鱼肉坚实、有弹性。

生姜

生姜，为多年生宿根草本姜属植物姜的新鲜根茎。根茎肉质肥厚、扁平，多分枝，有芳香和辛辣味。生姜有嫩生姜与老生姜之分，做酱菜都用嫩姜，药用以老姜为佳。生姜口感辛辣，能刺激唾液、胃液等消化液的分泌，促进食欲。俗话说"冬吃萝卜夏吃姜，不用医生开药方"，生姜是集营养、调味、保健于一身的佳品。

生姜小档案

性味归经 性微温，味辛，归脾、肺、胃经。

适用人群 一般人群均可食用，尤其适宜体寒、风寒感冒、胃寒疼痛、寒性呕吐、腹痛吐泻、寒性痛经、经期受寒等女性食用。

食用禁忌 患有痈肿疮疖、肺炎、肺脓肿、肺结核、胃溃疡、胆囊炎、肾盂肾炎、糖尿病、痔疮者，不宜长期食用生姜，肝病患者要慎食生姜。

驱寒暖身功效

生姜性温，具有驱寒发热的作用，对于因风寒造成的头痛、咳嗽、畏寒、痛经等问题，都能有效地缓解。如果受寒了或者本身是体寒的女性，喝点姜汤是再适合不过了。

暖女人这么吃

✓ **煮食** 生姜加红糖一起煮汤，体寒女性在天冷的时候、月经期要多喝。

✓ **炒食** 炒菜时放点姜丝，既能使味道鲜美，又有助于开胃健脾，促进食欲，帮助消化，利于肠胃对营养成分的吸收。

✗ **腌制** 腌制的生姜酸爽脆嫩，但是营养成分却受到破坏，长期食用对身体不好。

食用搭配提示

√**生姜+羊肉**

在炖、炒、蒸羊肉时适量放一些生姜，既可以去腥，还能助阳驱寒。

√**生姜+橘子**

生姜和橘子一起吃，有利于缓解感冒症状。

√**生姜+红糖**

二者都是温热食物，是驱寒暖身的最佳搭档。

×**生姜+兔肉**

生姜性热，兔肉很寒，寒热一起吃，易致腹泻。

暖身食谱推荐

姜枣茶

【材料】：大枣3枚，生姜5克，红糖适量。

【做法】：

❶ 大枣去核切碎，生姜切小粒，和红糖一起放入壶中。

❷ 加适量水，大火煮开，转小火，煮5分钟，即可。

【功效】：可以驱寒暖胃、补血益气、祛湿，还可以促进消化。职业女性在单位不方便煮姜枣茶，可以将大枣、生姜、红糖放在一起，用开水冲泡。

> **小妙招**
>
> 吃生姜不宜过多，以免吸收过多的姜辣素，在经肾脏排泄过程中会刺激肾脏，并产生口干、咽痛、便秘等症状。

选购方法指南

正常的生姜辛辣味强，有香味，如果姜味不浓或有其他异味，建议不要购买。

掰开看，如果里面的丝状物是白亮的，就是好的，丝状物是暗黄的不要购买。"毒"生姜暴露在空气中几天后就会变质发霉，发霉的生姜一定不要食用。

一般生姜在家中保存的时间较长，不过也要注意，天热，生姜可以放1周左右，冬天可以放1~2个月。最好不要放在冰箱里，放在阴凉通风的地方就可以。

葱

平常可以食用的葱种类很多，大葱、小葱、四季葱、沙葱，虽然外形和口味有一定的不同，但是葱的功能都是大同小异的。葱可以作为主料菜，如葱爆羊肉、焖葱等，更多的时候是作为配料入菜，葱花、葱丝，在很多菜里出现，起到调味的作用。更重要的是，它还是驱寒暖身的佳品。

葱小档案

性味归经 性微温，味辛，归肺、胃经。

适用人群 一般人群均可食用葱，尤其适宜风寒感冒、恶寒发热、头痛鼻塞、阴寒腹痛、痢疾泄泻、虫积内阻、乳汁不通、二便不利等患者食用。

食用禁忌 患有胃肠道疾病特别是溃疡病的女性不宜多吃葱；有腋臭的人在夏季慎食；表虚、多汗者忌食。

驱寒暖身功效

葱的辛辣性质能够刺激身体中的汗腺，所以具有很好的发汗及解表的作用，如果女性受了寒，比如患了伤风感冒，用葱白、葱根煮水喝，就可以起到发汗驱寒、缓解感冒症状的作用。

暖女人这么吃

- **生食** 葱可以与鸡肉、萝卜、香菜、辣椒等一起凉拌，也可以直接生吃。
- **做馅** 葱与肉类一起调制成馅，比如羊肉大葱、猪肉大葱，包饺子、包子，味道鲜香。
- **炒食** 葱可以当调料、配菜，炒制成菜，比如大葱炒鸡蛋。

> **注意啦！** 过多食用葱可能会损伤视力，所以女性在食用葱的时候要注意量，不仅每一餐要控制量，在一天之内也要注意控制葱的食用量。

食用搭配提示

√葱+牛羊肉

葱与牛肉、羊肉都是温热食物,搭配食用,可加强祛寒暖身的效果。

√葱白+生姜、红糖

葱白、生姜可散寒,红糖温中,三者搭配,有利于缓解风寒感冒的症状。

×葱+蜂蜜

吃葱时喝蜂蜜,会产生对人体有害的物质,易导致人腹泻、胃肠道不适。

×葱+豆腐

葱含的草酸与豆腐容易形成草酸钙,阻碍人体对钙的摄取。

暖身食谱推荐

葱油饼

【材料】:面粉500克,葱花100克,盐、油、花椒粉各适量。

【做法】:

❶ 将面粉、水拌匀,揉成面团,搓成长条,切成大小均匀的挤子。

❷ 取一个挤子,擀成圆片,刷上油。

❸ 将葱花、盐、油、花椒粉拌匀,均匀地撒在圆片上,卷好擀圆,上平底锅烙至金黄色出锅,即可。

【功效】:可以祛痰、促进食欲、抗菌。

> **小妙招**
>
> 各地做法不一,在制作时,可以根据自己的喜好,加入猪肉碎、牛肉碎、鸡蛋碎等。

选购方法指南

在选购葱时,要根据自己的需要来选择,大葱要选择葱白多,茎部比较粗、比较硬的。小葱要选择根须比较嫩白,葱叶挺直、鲜嫩的。

辣椒

辣椒又名辣子、海椒等。辣椒因辣而著名。辣椒之所以"辣"，是因为含有特殊的辣椒素，此物质对口腔和胃肠道有刺激作用，也可以让人出汗发热。想要暖身的女性可以适量食用辣椒，改善自己的体寒。另外，辣椒能加速人体新陈代谢，以达到燃烧体内脂肪的目的，是瘦身美体的食品，适合爱美的女性食用。

◉ 辣椒小档案

性味归经 性热，味辛，归心、脾经。

适用人群 一般人群均可食用，尤其适宜脾胃虚寒、食欲不振、腹部有冷感、风寒感冒者食用。

食用禁忌 有溃疡、炎症、痔疮、咳喘、咽喉肿痛的患者最好不吃；孕妇、产妇，即使有体寒特征，也最好不吃或少吃辣椒。

◉ 驱寒暖身功效

中医认为，辣椒性热，可以温中散寒、清热镇痛，有促进血液循环的作用，《食物宜忌》中称辣椒"温中下气，散寒除湿，开郁去痰，……"，受了风寒或体寒的女性，吃些辣椒，可以改善怕冷、冻伤等症状。

◉ 暖女人这么吃

✓ 生食 辣椒可以与生姜、大蒜、洋葱等一起凉拌食用，也可以直接蘸酱食用。

✓ 炒食 辣椒可以与肉类搭配炒成菜，比如辣椒炒牛肉、辣椒炒鸡肉，辣椒也可以与其他蔬菜一起炒菜。

✗ 腌制 腌制的辣椒风味独特，但是只能少量食用，也不能长期食用。

✗ 烧烤 烧烤的辣椒营养成分易受到破坏，而且过于油腻，女性最好少食用。

◉ 食用搭配提示

√ **辣椒+虾**

提高人体免疫力，具有开胃、消食、壮阳、祛寒的作用。

√辣椒+酸味水果

吃辣椒后，可以吃点酸味水果，它们含有的鞣酸、膳食纤维等，能刺激消化液分泌、加速肠胃蠕动，帮助滋阴润燥，山楂、柚子、柑橘、苹果和梨等都不错。

×辣椒+胡萝卜

辣椒和胡萝卜的营养都很丰富，但是一起吃会影响营养吸收，最好不要一起食用。

×辣椒+葵花油

辣椒与葵花油一起炒食，会干扰营养物质的吸收，经常搭配食用，容易引起静脉曲张、淤血、缺乏活力与性欲。

暖身食谱推荐

双椒牛腩

【材料】：牛腩300克，青、红辣椒各50克，葱、白糖、酱油、蚝油、盐各适量。

【做法】：

❶ 牛腩洗净，切小块，青、红辣椒去籽洗净，切小段，葱洗净，切葱花，备用。

❷ 油锅烧热，加入牛腩炒熟，加入白糖、盐、酱油、蚝油炒匀。

❸ 加入青辣椒、红辣椒，炒出香味，出锅撒上葱花即可。

【功效】：可以提供丰富的营养，有利于消除疲劳，提高人体免疫力，尤其适合体寒的女性。

> **小提示**
>
> 食用时宜选味不甚辣、辛香而油润多肉者，也不可一次过多食用，以免上火。

选购方法指南

选购辣椒时要看其外观，成熟的辣椒外观新鲜、厚实、明亮，肉厚；顶端的柄，也就是花萼部分是新鲜绿色的。新鲜的辣椒在轻压下虽然也会变形，但抬起手指后，能很快弹回。此外，不应选肉质有损伤的青辣椒，否则保存时容易腐烂。

韭菜

韭菜又名起阳草、壮阳草、懒人菜、钟乳草、扁菜，我国各地均有种植，炒、拌都可以，经常被切碎做馅料。韭菜叶、花薹和花均作蔬菜食用；种子等可入药，具有补肾、健胃、提神、止汗固涩等功效。韭菜含有挥发性的硫化丙烯，具有辛辣味。

韭菜小档案

性味归经 性温，味辛、微甘，归肝、肾、胃经。
适用人群 一般人群均能食用。尤其适宜寒性体质者、便秘的女性食用。
食用禁忌 眼部患有疾病，刚做过眼部手术的人不宜吃；体质燥热、有口臭的人要少吃；胃肠虚弱、消化不良的人不要多吃。

驱寒暖身功效

《本草拾遗》记载韭菜："温中，下气，补虚，调和脏腑，令人能食，益阳，止泄白脓，腹冷痛……"《本草经疏》中说到韭菜，称其"生而辛而行血，熟则甘而补中，益肝，散滞，导瘀，是其性也"。可见，韭菜能温中补虚，散瘀活血，行气导滞，体寒的女性应经常适量食用。

暖女人这么吃

✓ **做馅** 韭菜与肉类、鸡蛋一起调制成馅，制作成饺子、包子、馅饼，味道鲜香。
✓ **炒食** 韭菜可以当调料、配菜，炒制成菜，比如韭菜炒鸡蛋。
✗ **生食** 韭菜生吃，口味较重，并且不容易消化。

食用搭配提示

√韭菜+鸡蛋

韭菜和鸡蛋搭配在一起，可以起到补肾、行气、止痛的作用，对尿频、肾虚、胃病等疾病有一定的辅助治疗作用。

√韭菜+蘑菇

韭菜和蘑菇一起做成菜，可以通便解毒，提高免疫力。

×韭菜+虾皮

韭菜中含有大量维生素，虾皮中含有丰富的钙，两者相遇，会破坏人体对钙的吸收利用，同时维生素也被消耗掉。

×韭菜+菠菜

韭菜辛温助阳，菠菜是凉性食物，一起食用会减弱韭菜的祛寒功效。

📖 暖身食谱推荐

韭菜炒鸡蛋

【材料】：鸡蛋2个，韭菜50克，油、盐各适量。

【做法】：

❶ 鸡蛋打散，加入适量盐搅拌均匀；韭菜洗净，切成均匀的段。

❷ 油锅烧热，倒入蛋液，结块成熟后，盛出备用。

❸ 另起油锅，放入韭菜段，翻炒后加入炒好的鸡蛋块，再加入少许盐，翻炒几下，出锅即可。

【功效】：温中补气，散瘀止痛，对改善体寒很有帮助。

> **小妙招**
>
> 韭菜切碎，和蛋液一起搅拌，加入少许盐，然后摊成韭菜鸡蛋饼，也很好吃。要是加几个虾仁，就更美味了，还能补充优质蛋白质，营养更丰富。

🛒 选购方法指南

韭菜虽然好吃，但如果挑到不新鲜的韭菜，口感也不好。在选购韭菜时要注意，看外表：韭菜以叶肉肥厚，叶片挺直，叶色鲜嫩、翠绿有光泽，不带烂叶、折叶、黄叶、干尖，无斑点的为好。查看一下韭菜根部的割口是否整齐，如果整齐则是新鲜的韭菜，如果中间长出芯来，则不新鲜。

来不及吃的韭菜要注意保存，可用细绳将新鲜整齐的韭菜捆好，根部朝下放在清水盆中；也可将韭菜整理好后捆一下，再用大白菜叶包裹，放在阴凉处；还可用塑料袋包好放在冰箱中冷藏。

荔枝

荔枝又名离支、荔支、丹荔、火山荔，荔枝虽然产于南方，但是现在交通、物流便利，全国各地的人都能吃到荔枝。荔枝性温，其果肉呈半透明凝脂状，味道香美，且营养价值很高。女性常食，既可驱寒暖身，又有养颜的作用，可预防雀斑的发生，令皮肤更加光滑，是女性朋友的保健佳品。

荔枝小档案

性味归经 性温，味甘、酸，归心、肝、脾经。

适用人群 一般人群均可食用。尤其适宜体质虚弱、胃寒疼痛、病后津液不足、贫血、腹泻、口臭、脾虚泄泻或五更泻的患者食用。

食用禁忌 热证、出血病、孕妇、儿童、糖尿病、长青春痘、生疮、伤风感冒或有急性炎症的患者应少食或不食。

驱寒暖身功效

《玉揪药解》中指出荔枝"甘温滋润，最益脾肝精血，阳败血寒，最宜此味"。荔枝性温，能散寒止痛，并兼养血，所以对女性体寒、气血亏虚有很好的调补作用。

荔枝对脾胃虚寒引起的腹泻有一定的辅助作用，尤其是对那些腹泻时间较长、遇冷就会诱发腹泻，且伴有口淡、胃口差的女性来说，效果更佳。

暖女人这么吃

煮食 不论是鲜荔枝还是干荔枝，都可以煮水喝，煮好后调入蜂蜜，味道会更香浓。

生食 鲜荔枝是女性很喜欢的水果，可以直接生吃，但是荔枝又是发物，有痘疮的女性，要少吃或不吃。

炒食 鲜荔枝不宜炒食，不仅味道不佳，营养也被大量破坏。

❂ 食用搭配提示

√荔枝+大枣
荔枝和大枣搭配一起食用，可起到补血暖身及美容养颜功效。

√荔枝+黄酒
荔枝肉和黄酒一同煮食，不仅可以达到很好的补血活血、散寒之功效，还有利于缓解感冒症状。

×荔枝+黄瓜
荔枝是温热食物，黄瓜性凉，两者同食，不仅会使原有的营养价值降低，还影响荔枝的暖身功效。

×荔枝+动物肝脏
荔枝和动物肝脏一起食用，维生素C大量流失，降低荔枝的营养价值。

📖 暖身食谱推荐

荔枝大枣茶
【材料】：新鲜荔枝150克，干枣80克，白糖适量。
【做法】：
❶ 将新鲜荔枝去核，放入盘中；干枣浸泡1小时后，洗净，备用。
❷ 取干净小锅，注入200毫升清水，放入大枣，烧开后放入新鲜荔枝。
❸ 最后用白糖调味即可。
【功效】：补脾益胃，理气补血，温中止痛。

🛒 选购方法指南

选购荔枝时要注意，无论多好的荔枝，也没有颜色极度鲜艳又不带一点杂色的，大多数的荔枝要么红中带绿，要么红中带白，要么浅红中带暗红。果皮要选择水润圆滑的，龟裂片要相对较大并且规则，果柄和果皮交界的地方没有出现害虫或虫孔。还可以闻荔枝的香味，自然成熟的荔枝本身会散发出淡淡的荔枝香，闻起来有酸味或者酒味的，可能就是变质的。

> 桂圆又名骊珠、龙目、比目、龙眼、荔枝奴，我国南方广泛种植。古书《齐民要术》中称："龙眼一名益智，一名比目。"由于长得像眼睛，桂圆又被称为"龙眼"。桂圆营养丰富，果实可生食，肉、核、皮及根均可作药用，自古以来都被视为珍贵的补品，是宁心安神、益智的传统食物，深受大众喜欢。

桂圆小档案

性味归经 性温，味甘，归心、脾经。

适用人群 一般人群均可食用，尤其适宜体虚、体寒、心慌、头晕失眠、健忘和记忆力低下、年老气血不足、产后体虚乏力、更年期、贫血等患者食用。

食用禁忌 易生内热、虚火旺盛、风寒感冒、消化不良的人最好不要吃，以免加重病情；有上火、炎症的人，患有痤疮、疖疮的人最好不吃；患有盆腔炎、尿道炎、月经过多的女性最好不吃。

驱寒暖身功效

桂圆可益心脾，补气血，具有良好的滋养补益作用。《理虚元鉴》中指出"桂圆大补心血，功并人参"。桂圆含有多种营养元素，其中就有很容易被人体吸收利用的葡萄糖，人体在缺少葡萄糖的情况下会感觉心慌气短、四肢发凉，有体寒的女性平时可以食用适量桂圆。

暖女人这么吃

✓ 煮食 桂圆煮粥，有益丹田，可以补虚损、开肠胃。桂圆干也很不错，将其炖、煮，风味独特。

✓ 生食 桂圆直接生吃就很好，但是不能一次吃太多。新鲜桂圆每次食用控制在20个以内，每天不超过50个；桂圆干每次食用控制在10个以内，每天不超过30个。

食用搭配提示

√ 桂圆+小米

桂圆与小米一起煮粥，有益丹田，可以补虚损、开肠胃。

√ 桂圆+鸡肉

桂圆与鸡肉搭配能起到驱寒暖身、补血养血的作用，而且还可以改善失眠健忘等不良症状。

√ 桂圆+鸡蛋

桂圆搭配鸡蛋一起吃有利于缓解血虚引起的头痛。

√ 桂圆+橘子

食用桂圆时也可以一起吃橘子，对辅助治疗痢疾有一定作用。

暖身食谱推荐

桂圆炖蛋

【材料】：鸡蛋4个，桂圆10个，红糖适量。

【做法】：

❶ 将剥好的桂圆洗净，放入煮锅内，加适量水，大火煮开转小火，慢煮15分钟。

❷ 将鸡蛋直接打入桂圆汤中，开中火将鸡蛋煮1分钟后，调成小火，再煮3分钟，加入红糖搅匀即可。

【功效】：健脾、补气血、益肝肾，用于产后调养，效果最好。

> **小妙招**
>
> 用桂圆肉浸泡米酒，秋冬时节喝，可以起到御寒祛湿的作用。把酒中的桂圆肉捞出来蒸鸡蛋，也是一道非常好吃的菜。

选购方法指南

选购新鲜桂圆的方法有很多，这里讲最简单的一种，就是看外观。一般以颗粒大，肉质厚，形圆匀称且味道甘美者为佳。其外壳壳面圆而平整、色泽黄褐醒目，没有虫孔。掰开看肉质，肉片厚，色泽黄亮有细微皱纹，果柄部位有一圈红色肉头的品质最好。

大枣

大枣又名红枣、干枣、枣子，在我国已有八千多年的种植历史，自古以来就被列为"五果"（栗、桃、李、杏、枣）之一。民间有"一日食仨枣，百岁不显老""要使皮肤好，粥里加红枣"之说。由此可见，老百姓不仅爱吃大枣，还吃出了名堂，让大枣从一味普通的食材，成为药食两佳的食材。

大枣小档案

性味归经 性温，味甘，归脾、胃经。

适用人群 一般人群均可食用，尤其适宜体寒、体虚、贫血、头晕、过敏者及更年期的女性食用。

食用禁忌 湿热内盛、腹部胀满、痰湿偏盛、寄生虫病、牙痛、糖尿病等患者应忌食；体质燥热的妇女在月经期内最好少吃。

驱寒暖身功效

《本草汇言》中称大枣可以"补中益气，壮心神，助脾胃，养肝血，保肺气……"大枣性质温热，有补中益气、养血安神、升温保暖的功效，是体寒、体虚女性的调养佳品。另外，大枣中的维生素C含量在果品中名列前茅，有维生素王的美称，具有补血养颜的功效。

暖女人这么吃

✓ 生食 不论是鲜枣还是干枣，直接食用都很好吃，不过生吃时，枣皮易滞留在肠道中不易排出，应细细咀嚼，切不可囫囵吞枣。

✓ 煮食 大枣可以与红糖一起煮水喝，也可以与枸杞、红豆等多种食材一起煮水，女性喝汤吃枣，对身体有益。

✓ 蒸食 大枣与糯米、莲藕、面粉、肉类等食材搭配，蒸食后软糯香甜。

✗ 炸食 大枣煎炸后营养大量流失，过于油腻，不宜食用。

◉ 食用搭配提示

√ 大枣+黑豆
大枣和黑豆一起吃可以补肾补血,也可以将黑豆换成黄豆。

√ 大枣+乌鸡
大枣和乌鸡一起吃可以加强祛寒暖身的功效,还能补血养颜。

× 大枣+虾
大枣不宜和虾一起吃,容易引发中毒,所以吃完大虾最好不要吃大枣。

× 大枣+蟹
大枣是温热食物,蟹则是寒性食物,二者一起吃,寒热冲突,易导致腹泻。

◉ 暖身食谱推荐

桂花蒸大枣

【材料】:大枣200克,糖桂花2汤匙。

【做法】:

❶ 大枣提前浸泡,洗净。

❷ 把大枣放入盘中,放入蒸锅蒸20分钟。

❸ 放入糖桂花,再放锅中继续蒸5分钟即可。

【功效】:此菜甘甜可口,营养丰富,尤其是体寒女性在冬天食用,在入口甜蜜的同时,还能感到身体热乎乎的。另外,此菜可以补血养颜,对爱美的女性极为适合。

◉ 选购方法指南

　　选购新鲜大枣,最好选择果实饱满,肉质肥厚,大小均匀的,另外,果皮的颜色最好是紫红、有光泽的。鲜枣不耐保存,要吃新鲜的,最好现买现吃。如果购买过多,可以放入冰箱冷藏,但不能封闭着放在室内,那样容易生虫。

　　选购干大枣,最好选择外表呈紫红色,有光泽,有浅浅皱纹的。

糯米

糯米又名江米、黏米，是由糯稻脱壳而成。糯米颗粒圆润，色泽乳白，含有蛋白质、脂肪、糖类、钙、磷、铁、B族维生素及淀粉等多种营养成分，是制作粽子、汤圆、八宝粥等黏性小吃的主要原料。

糯米小档案

性味归经 性温，味甘，归脾、肺、胃经。

适用人群 一般人群均可食用，尤其适宜体虚自汗、盗汗、多汗、血虚、头晕眼花、脾虚腹泻、肺结核、神经衰弱及病后产后之人食用。

食用禁忌 凡湿热痰火偏盛之人忌食；发热、咳嗽痰黄、黄疸、腹胀之人忌食；糖尿病、脾胃虚弱者及老人、小孩、病人慎食。

驱寒暖身功效

《本草纲目》中称糯米能"暖脾胃，止虚寒泄痢，缩小便，收自汗，发痘疮"。糯米能温暖脾胃、补益中气，对脾胃虚寒、食欲不佳、腹胀腹泻有一定缓解作用。糯米是所有谷物中碳水化合物含量最高的，能迅速为人体提供大量的热量，补充体力，体寒的女性可经常吃一些。

暖女人这么吃

- ✓ **蒸食** 全用糯米蒸成糯米饭，过于黏糯，可以在其中加入南瓜、土豆等食材。
- ✓ **煮食** 在大米粥、小米粥里加少量糯米，可以增强粥的黏稠度，口感更好。
- ✓ **酿造** 糯米与一些药材搭配，比如用糯米、杜仲、黄芪、枸杞子、当归等酿成的"杜仲糯米酒"，饮之有补阳祛寒、美容益寿、舒筋活血的功效。
- ✗ **炸食** 将糯米磨成粉，然后煎炸，风味独特，但是不易消化。

食用搭配提示

√**糯米+红豆**

糯米与红豆一起食用，可以暖脾、利水、除湿，改善脾虚腹泻和水肿。

√**糯米+桂花**

糯米与桂花一起食用，可以改善食欲不佳，并对腹胀、腹泻有一定缓解作用。

√**糯米+蜂蜜**

糯米与蜂蜜一起食用，可以补中益气、健脾消食、补虚养颜、美容养颜。

×**糯米+苹果**

糯米中磷等矿物质与苹果中的果酸结合，易产生不易消化的物质，导致恶心、呕吐、腹痛。

暖身食谱推荐

糯米蒸排骨

【材料】：排骨800克，糯米300克，葱花、姜末、白糖、蚝油、米酒、盐各适量。

【做法】：

❶ 排骨切块，泡去血水，加姜末、盐、蚝油、白糖、米酒腌30分钟；糯米提前浸泡2小时。

❷ 深口盘底抹油防粘，撒上一层提前浸泡过的糯米，放上一层排骨，再撒一层糯米，放一层排骨。

❸ 最后再薄薄地撒一层糯米，大火烧开后蒸1小时，撒上葱花即可。

【功效】：糯米清香，排骨软糯，营养丰富，风味独特，非常适合体寒的女性食用。

> **小妙招**
> 在蒸制时，还可以根据自己的喜好添加土豆、芋头等食材。

选购方法指南

糯米有两个品种，一种是椭圆的，另一种是细长尖尖的。两种糯米在选购时都可以从外观上区分优劣，糯米的颜色雪白，如果发黄且米粒上有黑点儿，就是发霉了，不宜购买。糯米是白色不透明状颗粒，如果糯米中有半透明的米粒，则是掺了大米。

陈米的米粒中间，仔细看是有"横纹"的，购买时不要选择陈米，也不要选择米粒较大的糯米。

红糖

红糖是以甘蔗为原料，经提汁、澄清、煮炼，未经精炼的粗糖，又名乌糖、赤砂糖等。红糖保留了较多的维生素和矿物质，适量食用，对人体非常有好处。红糖常见的食用方式是冲红糖水，其实，红糖不仅可以喝，还可以和其他食材一起做成食品。

红糖小档案

性味归经 性温，味甘，归脾经。

适用人群 一般人群均可食用，尤其适宜体寒、体虚、低血糖、月经不调、痛经、腰酸、红色暗红有血块的女性以及孕妇、产妇食用。

食用禁忌 平素痰湿偏盛、消化不良的人不宜吃；肥胖症、糖尿病及龋齿患者最好不要吃。

驱寒暖身功效

《本草纲目》中记载，红糖性温，有化瘀生津、散寒活血、暖胃健脾、缓解疼痛的功效。红糖含有葡萄糖、果糖等多种单糖和多糖类能量物质，能暖身驱寒，女性在着凉、感冒或者身体疲劳的时候，喝些红糖水，可以快速驱寒、升温。另外，女性在生理期喝点红糖水，能避免或缓解痛经。

暖女人这么吃

煮食 将红糖煮成水，或与大枣、鸡蛋、小米等食材煮成汤、粥，适合体寒女性食用。

蒸食 将红糖放入面粉、糯米粉等食材中，蒸熟，口感甜糯。

食用搭配提示

√红糖+生姜

两者搭配既能驱寒、改善血液循环，又能有效缓解女性的痛经之苦，提高睡眠质量。

√红糖+小米

小米含有丰富的营养,可健脾胃、补虚损,小米与红糖搭配食用,可补虚、补血,非常适合产妇食用。

×红糖+竹笋

竹笋性寒,红糖性温,二者不宜一起食用,否则食物性味发生抵触,不利于身体健康。

暖身食谱推荐

益母姜枣红糖水

【材料】：益母草20克,生姜15克,大枣3枚,红糖30克。

【做法】：

❶ 生姜洗净,切片;益母草、大枣分别洗净。

❷ 将生姜片、益母草、大枣、红糖放入砂锅中,加适量水,大火煮开后转小火,继续煮5分钟即可。

【功效】：此汤可以温经散寒,体寒的女性如果每天早晨喝一碗红糖姜水,能暖和一整天,不受手脚冰凉之苦。

> **小提示**
>
> 红糖在提供热量的时候也可导致人体血糖快速升高,吃红糖同样面临着肥胖、糖尿病、心脑血管疾病、龋齿等风险。所以红糖虽好,但也不能贪吃,每日摄入25克左右(约2汤匙半)的量即可。

选购方法指南

一看：优质的红糖呈晶粒状或粉末状,干燥而松散,不结块,不成团,融入水中也清晰,无沉淀,无悬浮物。

二闻：品质优良的红糖具有甘蔗汁的清香味道,劣质的红糖有霉味或酸味等不正常味道。

三尝：优质红糖尝起来甜中带着清香味。

用对中草药，祛寒更高效

肉桂

肉桂是生活中常用的调味食品和中药材，在我国有悠久的历史，入药因部位不同，药材名称不同，树皮称肉桂，枝条横切后称桂枝，嫩枝称桂尖，叶柄称桂芋，果托称桂盅，果实称桂子，初结的果称桂花或桂芽。其中肉桂在药用方面，其功效是能与人参媲美的，有着"南桂北参"之说。

肉桂小档案

性味归经 性大热，味辛、甘，归肾、脾、心、肝经。

适用人群 适宜虚寒体质、闭经、痛经、月经失调、肾阳不足等女性服用。

食用禁忌 平时有咽干舌燥、心烦易怒、耳鸣耳聋、牙龈出血、舌红、苔少的阴虚火旺、里有实热者不要食用。

功效主治

肉桂的辛散温通力强，可通行气血经脉、散寒止痛，适用于寒痹腰痛、脘腹冷痛、阴疽等症，并可治疗冲任虚寒、寒凝血滞所致的闭经、痛经等。

肉桂补火助阳、引火归源，善于治疗命门火衰、亡阳虚脱等症，适用于肾阳衰弱所致的阳痿宫冷，肾阳不足所致的畏寒肢冷、腰膝酸软、小便不利或频数、短气喘促、水肿、尿少等症状。

肉桂常用于久病体弱、气衰血少者，还可用于产妇术后恢复，能有效地改善产妇恶露不净、瘀滞腹痛、心腹刺痛等症状。肉桂与山楂搭配同食，可增强通利血脉之功效，对宫寒所致的痛经、月经失调、产后恶露不止等症有显著的治疗功效。

暖女人这么吃

做药膳 将肉桂煎成汁，放入小米、薏米中一起熬煮成粥，或者搭配肉类做汤，香气浓郁，适合体寒女性调养食用。

调味 在卤制食物特别是肉食时，加入肉桂，既可提味增香，又能助阳祛寒。

蒸食 将肉桂磨制成粉，和面粉一起蒸制成面点，有补中益气的作用。

✅ **做馅** 将肉桂磨制成粉，在调制馅料时少量放入，风味独特。

📖 药膳方推荐

肉桂薏米粥

【材料】：肉桂5克，薏米30克，大米适量。

【做法】：

❶ 将薏米洗净，用水提前泡2小时。

❷ 肉桂洗净，放入砂锅，加足量清水，大火烧开。

❸ 大米洗净，和薏米一起放入砂锅中，大火煮开后转小火，煮1小时左右即可。

【功效】：此粥具有温通经脉、健脾渗湿、除痹止泻的作用，对于寒凝血瘀引起的脾胃虚寒、腹部冷痛、月经失调有一定的疗效。

红糖坚果肉桂卷

【材料】：高筋粉500克，鸡蛋2个，蜂蜜60毫升，黄油60克，肉桂粉1小匙，红糖、酵母、盐、切碎的坚果各适量，温水200毫升。

【做法】：

❶ 将高筋粉、鸡蛋、蜂蜜、盐、黄油、酵母、温水放入面包机，启动和面程序，揉成面团，然后静置2小时，发到2倍大小，放入冰箱冷藏3小时。

❷ 将面团擀成厚度约0.5厘米的片状，抹上软化后的黄油。

❸ 肉桂粉、红糖、坚果碎拌匀，撒在面团上。

❹ 将面团切成小段，静置1小时左右。

❺ 面卷发成2倍大小，刷蛋液，放入预热至170℃的烤箱，烤25分钟即可。

【功效】：补中益气、滋养脾胃、强健筋骨，适合气短体虚、筋骨酸软、四肢发冷的女性食用。

🛒 选购与保存

在选购肉桂时，首先看外观，形状完整、没有霉变者为佳，皮越厚越好；再看颜色，优质的肉桂的颜色为红棕色；最后闻气味，新产的肉桂，不用刮，肉桂香气就很浓郁。

在保存时，将其放于干燥通风的地方，最好不与其他食材一起存放。

花椒

花椒为芸香科植物青椒或花椒的干燥成熟果皮，一般在立秋前后成熟。花椒有其独特的气味，很受人喜欢，常用于配制卤汤、腌制食品或炖制肉类，有去膻增味的作用。

花椒小档案

- **性味归经** 性温，味辛，归脾、胃经。
- **适用人群** 一般人群均可食用，尤其适宜脾肾阳虚、腰冷脚萎弱、关节肿痛者。
- **食用禁忌** 孕妇、阴虚火旺者忌食。

功效主治

《神农本草经》中称花椒可以"主邪气咳逆，温中，逐骨节皮肤死肌，寒湿痹痛，下气"。《本草纲目》中称其："椒，纯阳之物，其味辛而麻，其气温以热。入肺散寒，治咳嗽；……"花椒可以去寒气，对治疗风寒感冒有很好的作用。与生姜、白豆蔻等同用，可用于外寒内侵、胃寒腹痛、呕吐等症。

暖女人这么吃

- **煮食** 鲜的或干的花椒煮水，可行气宽中、散寒，也可以作为调料加入菜肴中。
- **炒食** 在炒蔬菜或肉类前，用花椒爆香，可以让菜肴增香提味，令人食欲大开。
- **卤食** 在卤制肉类、豆类食物时，放入适量花椒，增香去腥。

药膳方推荐

椒麻黄瓜

【材料】：黄瓜500克，花椒10粒，蒜末、酱油、醋、盐、白糖各适量。

【做法】：

❶ 黄瓜洗净，用刀拍一下，切成小块，用盐腌制一下，出汁后沥干水分，备用。

❷ 油锅烧热，放入花椒粒，炒香。

❸ 倒入黄瓜块，翻炒均匀，加入蒜末、酱油、醋、白糖，翻炒均匀即可。

【功效】：口感脆爽，轻淡适口，可温里散寒，很适合胃脘冷痛、手脚冰凉的女性食用。

丁香

丁香为桃金娘科植物丁香的花蕾。丁香以个大、粗壮、色红棕、油性足、能沉于水、香气浓郁、无碎末者为好。

丁香小档案

性味归经 性温，味辛，归脾、胃、肾经。
适用人群 尤其适宜胃寒呃逆、肾阳虚衰、寒性腹痛的女性食用。
食用禁忌 热病及阴虚内热者忌服；忌与郁金同用。

功效主治

丁香含有丁香油，其主要成分是丁香油酚和丁香烯，具有温中降逆、散寒止痛、暖肾助阳的功效，主治胃寒呃逆、呕吐反胃、脘腹冷痛、泄泻痢疾、肾虚阳痿、阴冷疝气、腰膝冷痛等症。

暖女人这么吃

煮食 丁香煮水，可以养胃、散寒，也可以将丁香水作为调料加入菜肴中。
卤食 在卤制肉类、豆类食物时，放入适量丁香，增香去腥。

药膳方推荐

丁香鸡爪

【材料】：鸡爪10只，丁香10粒，酱油、生姜、香叶、干辣椒、八角、桂皮、炒姜、花椒、小茴香、盐各适量。

【做法】：

❶ 鸡爪去除趾甲，洗净。

❷ 取丁香、酱油、生姜、香叶、干辣椒、八角、桂皮、炒姜、花椒、小茴香、盐和适量清水，调成卤水。

❸ 将锅内卤水煮开，放入鸡爪小火煮12分钟，煮完再浸泡15分钟即可。

【功效】：此菜风味独特，富含胶原蛋白，且能温中散寒，非常适合虚寒体质的女性食用。

紫苏

紫苏在我国种植应用有近2000年的历史，主要用于药用、油用、香料、食用等方面，其叶(苏叶)、梗(苏梗)、果(苏子)均可入药，嫩叶可生食、做汤，茎叶可淹渍。在药用方面，紫苏一直是用于风寒表证的首选中药。

紫苏小档案

性味归经 性温，味辛，归肺、脾经。

适用人群 一般人群均可食用，尤其适宜风寒感冒、脾胃气滞、胸闷、呕恶者食用。

食用禁忌 气虚、阴虚及温病患者忌用。

功效主治

紫苏能散表寒，发汗力较强，用于风寒表症，见恶寒、发热、无汗等症，常配生姜同用。

紫苏既能发汗散寒以解表邪，又能行气宽中、解郁止呕，如配藿香、陈皮则解表和中，配半夏、厚朴则解郁宽胸。

暖女人这么吃

✓ 煮食 新鲜的或干的紫苏叶煮水，可以行气宽中、解毒，也可以与生姜、砂仁等一起煮水。

✓ 炒食 新鲜的紫苏叶可以清炒，味道芳香，令人食欲大开。做其他肉类、鱼类菜肴时，也可以添加适量紫苏，提味增香，还有散寒的功效。

✗ 淹菜 在南方地区，在泡菜坛子里放入紫苏叶或杆，可以防止泡菜液中产生白色的病菌。这种紫苏叶是不宜食用的。

> **注意啦！** 体寒女性平时可以适当多食用一些紫苏，不一定非要感冒的时候才食用。

药膳方推荐

紫苏烧鸭

【材料】：鸭肉500克，紫苏50克，土豆100克，柱候酱、姜片、酱油、盐各适量。

【做法】：

❶ 鸭肉洗净后焯水，沥干；紫苏叶和梗摘分，洗净；土豆去皮，洗净，切块。

❷ 油锅烧热，加放姜片炒香，放入鸭肉、柱候酱继续炒香。

❸ 加入没过鸭肉的热水，大火煮后小火煮30分钟。

❹ 加入酱油、紫苏梗和土豆块，再煮15分钟。

❺ 加入紫苏叶，少许盐调味，即可。

【功效】：此菜有紫苏独特的香气，可以开胃、祛寒，适合外感风寒的女性食用。

> **小妙招**
>
> 紫苏叶一定要摘分叶梗，因为梗比较硬，而紫苏叶很软薄，分开后可以分别加入，做到不浪费，而且滋味浓厚。

紫苏虾米煎蛋

【材料】：鸡蛋6个，紫苏叶50克，干虾米20克，胡椒粉、植物油、盐各适量。

【做法】：

❶ 紫苏叶洗净，切碎；干虾米用温水泡发30分钟；鸡蛋打散于碗里。

❷ 将虾米干、紫苏叶、盐与胡椒粉放在鸡蛋液里，拌均匀。

❸ 平底锅烧热，放油，将调好的鸡蛋液放入锅中，煎好一面后，再翻过来煎另一面，煎熟即可。

【功效】：此菜营养丰富，气味清香，体寒的女性食用此菜可神清气爽，活力满满。

选购与保存

选购紫苏叶时要注意，从外观上来看，最好选择色紫、叶大不碎、没有枝梗、香气浓郁的。

保存时要注意，放于阴凉干燥处，密封保存，以防香气散失；或晒干再用保鲜袋装好；或洗净晾干报纸包裹放入冰箱冷藏。如果长时间保存，要洗干净后在太阳下晒干，然后放适量盐拌匀，保存在通风的地方。

小茴香

小茴香既是香料、药材，也是常用的调料，为五香粉原料之一，是烧鱼、炖肉、制作卤制食品时的常用之品。小茴香是个宝，茴香苗也可以食用，用它和肉类一起调制成馅，做包子、饺子，特别鲜美，香味浓郁。茴香籽的用途多样，煎、炒、炖、煮均可，风味独特。

小茴香小档案

性味归经 性温，味辛，归肝、肾、脾、胃经。

适用人群 一般人群均可食用，尤其适宜寒凝气滞、痉挛疼痛、脾胃虚寒者食用。

食用禁忌 阴虚火旺的人不宜食用。

功效主治

小茴香有温肾散寒、和胃理气的功效，其香气可以刺激胃肠神经血管，促进唾液和胃液分泌，起到增进食欲、帮助消化、祛除胃寒的作用。

小茴香可药可食，长于温肾散寒、和中暖胃、行气止痛。日常生活中，月经失调或痛经比较严重的女性可在每日饮食中用一些小茴香来炒菜。

小茴香有暖肾助阳的功效。多用于治疗肾阳不足、阴寒内盛所致的腰膝冷痛、体倦无力、遗尿尿频，以及肾不纳气所致的虚喘等症。

小茴香具有一定的辛散温通之力，可以行气活血。常用于治疗经络受阻、气滞血瘀引起的瘀肿疼痛，并对跌打扭伤所致的伤痛有一定的改善或缓解功效。

暖女人这么吃

煮食 小茴香可以与大米、小米一起煮制成粥，茴香粥可以散寒止痛。

炒食 小茴香与牛肉、腰花等肉类炒菜，可以去腥味，增加香味，促进食欲。

泡水 小茴香与玫瑰花、玫瑰果、柠檬草、薄荷叶、甘草搭配，泡制成水，可以消水去肿。

📖 药膳方推荐

小茴香大蒜蒸鱼

【材料】：小茴香15克，生鱼1条（300克左右），绍酒10克，姜、葱、盐、酱油、蒜、白糖各适量。

【做法】：

❶ 小茴香择洗干净，切段；生鱼宰杀后，去腮及内脏。

❷ 蒜去皮切片，姜切片，葱切段。

❸ 蒸盆内先放葱段，把生鱼放在葱段上，加入小茴香、蒜片、绍酒、姜片、葱段、盐、酱油、白糖。

❹ 把蒸盆放入蒸笼内，烧开后转小火蒸20分钟即可。

【功效】：此菜清淡清香、营养丰富，补肝脾、去腹水，女性食用既可以升温补阳，又可以保健美容。

> **小妙招**
> 小茴香的味道独特，蒸鱼时不宜放得过多，适量就行。

小茴香炒蛋

【材料】：鸡蛋3个，小茴香15克，盐、植物油各适量。

【做法】：

❶ 将小茴香加盐炒至焦黄色，研末。

❷ 鸡蛋打匀，加入小茴香末拌匀。

❸ 油锅烧热，加入蛋液，炒熟即可。

【功效】：温阴、散寒、行气、止痛，体寒女性食用可以升温驱寒，且不伤阴津。

🛒 选购与保存

在选购小茴香时，可以从外观上看，质量好的小茴香，颜色偏土黄色或黄绿色，形状像稻谷状，粒大而长，质地饱满，鲜艳光亮。一定要看小茴香的干湿度，较为干燥，柄梗、杂质较少的为好。好的小茴香有浓浓的甘草香味。

在保存时要注意，不论是散装还是瓶装，都要密封好，防止气味散失，也防止受潮、变质。

黄芪

黄芪，又称北芪或北蓍，亦作黄耆或黄蓍，为豆科植物蒙古黄芪或膜荚黄芪的根，是常用中药之一，我国内蒙古、山西、黑龙江等地均有种植。黄芪是百姓经常食用的纯天然品，民间流传着"常喝黄芪汤，防病保健康"的顺口溜。

黄芪小档案

性味归经 性温，味甘，归脾、肺经。

适用人群 一般人群均可食用，尤其适宜气虚乏力、久泻脱肛、自汗、水肿、子宫脱垂者。

食用禁忌 腹胀、风热咳嗽、感冒者，表实邪盛、气滞湿阻、食积停滞、痈疽初起或溃后热毒尚盛等实证，以及阴虚阳亢者忌食。

功效主治

《本草正》记载："（黄芪），因其味轻，故专于气分而达表，所以能补元阳，充腠理，治劳伤，长肌肉。"女性气血足，利于改善体寒。

黄芪的药性较强，善治脾气不足、脾虚引起的中气不足等，是中老年人日常养生保健的佳品。对脾气虚弱引起的精神疲倦、全身乏力、食少便溏等症均有一定的治疗作用。

黄芪在补气的同时，还可生血、摄血，尤其适用于血虚证或者有慢性出血的患者。

暖女人这么吃

✓ 煮食 黄芪可以与党参、莲子、鸡肉等一起煮制成汤，体寒女性饮汤可以散寒解表、敛毒生肌。黄芪也可以泡水，女性平时喝黄芪水可以补中益气、止汗、利水消肿、除毒生肌。

✓ 浸酒 黄芪与葛根、当归、白术等中药材一起泡制成酒，对体寒、气虚之人有一定的补益作用，黄芪酒的配方、做法不同，功效也不尽相同，体寒女性要有针对地用配方浸酒。

📖 药膳方推荐

黄芪大枣茶

【材料】：黄芪15克，大枣4枚。

【做法】：

❶ 大枣用温水泡发洗净后，去核。

❷ 黄芪和大枣用清水浸泡30分钟左右。

❸ 将黄芪和大枣放入砂锅，加足量清水，大火煮开后转小火，煮20分钟即可。

【功效】：此茶适合免疫力低、体质虚弱、容易感冒的人，冬天喝效果更好。体寒的女性平时也可以喝，不过，感冒、发热、上火时不适宜饮用。

> **小妙招**
> 如果嫌麻烦，也可以用开水泡茶饮用。煮制时，最好用砂锅或搪瓷锅。

黄芪虾仁汤

【材料】：鲜虾仁100克，黄芪20克，当归15克，枸杞10克，桔梗6克，生姜片、盐各适量。

【做法】：

❶ 鲜虾仁洗净，黄芪、当归、枸杞、桔梗洗净，装入煲汤袋。

❷ 砂锅加足量清水，放入煲汤袋、生姜片，中火煮30分钟。

❸ 将煲汤袋拿出，倒入鲜虾仁，中火煮5分钟，加盐调味即可。

【功效】：此汤营养丰富，暖身提阳，体寒的女性可以吃虾喝汤。

🛒 选购与保存

挑选黄芪，首先要看外皮，外皮发白、内心发黄的最好，再看切片断面，没有空洞、虫洞的为好，黄芪容易发霉、生虫，有黑洞的就不太好；再凑近闻一闻，如果一股豆腥气扑鼻而来，就是好的；最后放到嘴里嚼一嚼，好的黄芪味道是微甜的。

保存黄芪时，最好密封，放在干燥的地方，防止霉变。

当归

当归为伞形科多年生草本植物当归的根，是最常用的中药之一。当归也可以作为食材，做成药膳，但是根据个人体质情况，最好听从医生的建议，适量就可以。

当归小档案

性味归经 性温，味甘，归肝、心、脾经。

适用人群 女性月经不调、痛经、闭经、崩漏，或产后出血过多、恶露不下、腹胀疼痛，可以食用当归；体弱、气血不足、头痛头晕的女性适宜食用；肠燥便秘的老年人可以食用。

食用禁忌 湿阻中满、大便溏泄、血虚无气滞血瘀者慎用，孕妇忌用。

功效主治

当归味甘而重，故专能补血，其气轻而辛，故又能行血，补中有动，行中有补，为血中之要药。适用于心肝血虚证所致的面色苍白或萎黄、倦怠乏力、唇甲浅淡无华、头晕目眩、心悸失眠等症。

当归还能活血化瘀、温通经络、镇痛解痉、散风寒，各种风寒、虚寒性腹痛、风湿痹痛、冻疮等均可用当归治疗。

暖女人这么吃

煮食 当归与黄芪、生姜、大枣、大米、瘦肉等食材一起煮成汤或粥，可以补气养血，提高免疫力。

浸酒 当归与熟地黄、红花、红酒等一起泡制成酒，可以调经止痛，用于月经不调，适合体寒体虚的女性饮用。

药膳方推荐

当归生姜羊肉汤

【材料】：当归20克，生姜30克，羊肉500克，黄酒、植物油、盐各适量。

【做法】：
❶ 当归洗净，用清水浸软，切片；生姜洗净，切片，备用。
❷ 羊肉洗净、切块，冷水入锅，焯去血水。
❸ 油锅烧热，放入羊肉块、生姜片，略炒。
❹ 炒过的羊肉放入砂锅中，加入当归、黄酒和足量的清水，大火烧开后，转小火再煮1小时，加入盐，再煮5分钟即可。
【功效】：温肝补血、散寒暖肾，很适合体寒的女性食用。特别适合冬天里的虚寒或是产后的虚弱，能大补身体之气血，补血虚，除寒痛。

> **小妙招**
> 张仲景指出"如寒多者，加重生姜的用量"，体寒的女性在制作时，可以适当多加一些生姜，但是不能擅自增加当归的用量。

当归土鸡汤

【材料】：土鸡1只，花生20克，大枣5枚，当归、黑木耳各10克，姜片适量。
【做法】：
❶ 黑木耳提前泡发，摘洗干净；当归、大枣、花生洗净。
❷ 土鸡清理干净后切块，洗净入开水中焯水，捞出，沥水，备用。
❸ 将焯好水的鸡块放入砂锅中，放入适量清水和姜片、当归、花生、大枣、黑木耳，大火烧开后，转小火再煮1小时，即可。
【功效】：此汤营养丰富，可以补气补血、散寒暖身，适合体寒的女性食用。

选购与保存

已经磨成粉的当归，普通人无法凭肉眼分辨好坏，粉也容易掺杂杂质，所以不要轻易选择当归粉，最好选整个的当归。选购当归时，少点归尾的可能效果会更好，最简单的方法就是少须，头部粗，根茎粗大的好。当归一般长10~20厘米，皮黄棕色至深褐色，切面黄白或淡黄棕色，以主根粗长、饱满、油润、外皮黄棕色、断面颜色黄白、气味浓郁者为佳。

保存当归前，先将当归晒好，然后密封，存放于阴凉干燥处，并定期检查。

党参

党参是桔梗科植物党参、素花党参、川党参、管花党参、球花党参、徽毛党参的根。党参不仅是药，也是食材。很多体寒的女性在食物中添加了党参，对身体的寒凉有很大的改善。

🔸 党参小档案

- **性味归经**　性平，味甘，归脾、肺经。
- **适用人群**　尤其适宜体质虚弱、气血不足、面色萎黄以及病后、产后体虚者。
- **食用禁忌**　气滞、肝火盛者禁用；邪盛而正不虚者不宜食用。

🔸 功效主治

党参的功效与人参相似，对于体虚、倦怠乏力、脾虚腹泻、气短、心悸、自汗、盗汗等情况，可以食用党参来调补。

体寒的女性也可以食用党参，在补血的同时，提高身体的温度，改善体寒。

🔸 暖女人这么吃

- **煮食**　党参与大米、小米一起煮制成粥，用于脾胃虚弱，少食欲呕，消瘦乏力。
- **蒸食**　党参与大枣、糯米等蒸成米饭，可以补脾益气，适合女性食用。
- **泡水**　党参与熟地黄、白糖等炮制成两仪膏，然后温水冲泡，可用于气血两虚。

🔸 药膳方推荐

党参鸡汤

【材料】：土鸡1只（1000克左右），党参、当归各10克，大枣8枚，料酒20毫升，葱、姜、盐各适量。

【做法】：

❶ 将党参、当归、大枣清洗干净；将土鸡清洗干净备用。

❷ 砂锅洗净，放入土鸡、葱、姜和料酒，加入清水至最高水位线。

❸ 大火烧开，撇沫，加当归、党参、大枣，盖盖子，小火炖1小时，加盐调味即可。

【功效】：此汤可以补气血、安神、补脾，适宜有体寒症状的女性。

第四章

日常起居非小事，
保暖祛寒重在点点滴滴

冰冻三尺非一日之寒，女性的体寒也不是一两天形成的，日常生活中一点一滴的小事，看起来不算是事，可是天长日久了，寒气一点一点地侵入身体，就会让女性的身体慢慢变寒。所以，女性身体寒冷大多是由日常不良的行为习惯造成的，要做到保暖祛寒，就要从生活中的点点滴滴做起。

穿衣要保暖与美丽并重

冬天，寒风凛冽，寒气刺骨，爱美的女性知道把自己捂严实一点。可是，天气不是一天热起来的，也不是一天就冷起来的，在春寒料峭的初春，在秋风瑟瑟的深秋，天气也很冷，有的爱美的女性就不会注意了。寒气也在不知不觉中侵袭了你的身体，可以说，寒凉时衣着不够保暖是造成很多女性体寒的一个重要原因。所以，女性朋友们在穿着打扮时，不仅要漂亮，更要保暖。

头部保暖很重要，必要时戴帽子

头部的皮肤薄，血管多，体内热量常从头部大量往外蒸发。有研究表明，气温在15℃左右时人体约1/3的热量从头部散发；气温在4℃左右时，人体约1/2的热量从头部散发；而气温在零下10℃左右时，人体会有3/4的热量从头部"跑掉"。

头部又是人体最重要的器官，研究发现，到秋冬时节，寒流频繁，气压多变，受冷空气刺激，血管收缩，心肌缺血，猝死也有发生。

对于头部这个重点保护区域应该怎么保护呢？保暖是最简单又重要的，人体天生就有保护头部的保暖方法，就是滋生大量的头发，可是头发本身的保暖能力有限，天气过于寒冷的时候出门，戴一顶合适的帽子是很必要的。

那么，帽子要如何选呢？选帽子要慎重，应以保暖为主，当然，现在也有很多既漂亮又保暖的帽子，爱美的女性可以根据自己的脸型和衣物，挑选合适的帽子。

根据脸型选帽子

1.瓜子脸型的人：适合戴各种帽子，只是帽型深度要适中，以露出脸型的1/3左右为好。

2.方型脸的人：帽子造型要按比例高一些，脸部露出3/4为宜，适合八角帽、牛仔帽、卷边帽、礼帽等。

3.圆脸型的人：帽子设计成方形、尖形或多边形为好，适合贝雷帽、鸭舌帽、工兵帽、骑士帽等。

4.长脸型的人：帽子不宜过高，不然会使脸型显得更长，脸部以露出2/3为佳，适合渔夫帽、大檐帽、圆筒线帽等。

根据服装选帽子

1.戴与服装同色或与主色调相近的帽子能给人以清新、高雅之感。

2.戴与服装色彩形成强烈对比的帽子则使人感到活泼矫健。

3.穿印花衣服时最好戴一顶颜色较深的帽子。

4.着红色或蓝色服装时宜戴一顶蓝色或红色帽子。

5.穿西装、风衣、呢大衣常用礼帽或羊毛帽搭配。

❋ 围巾小装饰，颈部不再进凉风

颈部是容易受寒的部位，如果颈部受了寒，可能会导致局部的血管收缩，血液迅速的降低，严重的甚至还会引起眩晕以及大脑供血不足等的不适。所以，天气寒冷的时候，要把颈部保护好。

对于体寒又爱美的女性，如何才能让自己的颈部不受寒呢？很多女性选择高领的毛衣、打底衣，高领衣服可以很好地保护颈部，让颈部一直都很暖和，但是如果外套是职业装、西装，里面就不太适合穿高领衣服。另外，如果房间里有采暖设备，高领衣服又有些捂、热，就不太方便了。这时，围巾就有了大用场。

冬季：出门建议备一条温暖的围巾，漂亮的、厚厚的棉质或羊绒大围巾或披肩，又保暖又美丽。从寒冷的室外进入办公室、商场或其他有暖气的场所，脱下外套，把围巾或披肩随意地披在肩上，真是保暖又大方。

夏季：空调房里，可选择轻薄的丝巾，以避免颈部受凉。另外，穿工作服、西服的时候搭配颜色鲜艳的丝巾，既提升了气质，又护住了颈部。

❋ 穿衣不能少，腰腹要护好

爱美的女性最知道什么场合穿什么衣服，爬山的时候穿登山服，运动的时候穿运动服，上班的时候穿小西服，逛街的时候穿休闲服，在家的时候穿家居服……对于保暖来说，没有场合区别，只有季节冷暖的区别。春秋穿夹克、薄棉服，冬天穿厚棉服、羽绒服。在寒冷的季节里，每一天可能有小的差别，但是一定要穿合适的衣服，不能为了一时的美丽，就乱穿衣。

然而，很多年轻的女性把低腰裤、露脐装看做一种时尚，认为是一种美。其实，这种穿衣法是最容易让腰腹部受寒的。腰腹部对女性来说是非常重要的，尤其肚脐更是寒气容易侵袭的部位，如果腰腹部受了寒，五脏六腑的功能都会受影响，如果是盆腔受凉，还会影响女性月经、孕育、分娩等，危害更大。所以，女性朋友在穿衣的时候，要把腰腹保护好，千万不能受凉。

❀ 膝关节负担重，保护好很重要

在所有的关节中，膝关节是我们在行走中负重、磨损最重的关节，如果我们不做好膝关节的保养，很容易患上关节炎等疾病。所以，女性朋友一定要保护好自己的膝盖。

天气冷了以后最好不要穿短裙、短裤等，如果特别喜欢短裙和短裤的搭配，建议选择防寒保暖性能好的双层打底裤，或者膝盖做过加厚处理的打底裤。如果在外面待的时间比较长，可在膝盖处贴个暖贴。

夏季，裙子、裤子也最好是过膝的，如果是穿短裙、短裤，长期坐在开着冷气的办公室里工作，可以用薄毯子盖住膝盖，或者穿一个薄一点的护膝，选材质轻薄的即可。

对于经常要骑车的女性来说，冬季就有必要穿比较厚的护膝了，可以用衣物进行遮挡，让护膝隐形，一样美美的。

❀ 寒从脚底起，足部保暖很重要

脚部保暖很重要，体寒女性要重视起来，并行动起来。

1.穿合适的鞋，鞋子大小要合适，多穿棉鞋，厚的运动鞋，少穿皮鞋。

2.起床前活动脚趾，上下活动20次，然后用脚画圈活动脚踝，正反方向各10次，放松10次，可以让身体活动开，起床后，脚不会感觉太冷。

3.选对袜子，选择宽松、柔软、保暖性强的袜子，易出汗的人，鞋内还应放上吸湿性较好的鞋垫。

4.睡前泡泡脚，泡脚可以放松全身，温暖的气顺着脚部蔓延至全身。

5.多运动，每天保证半小时走路时间，改善脚部血液循环，改善脚部供热状况。

6.睡前按摩脚心，先用右手掌搓左脚掌，从脚跟搓向脚心，再一顺而下搓到脚趾，动作要慢，用力要匀，反复搓动，直到脚掌发热为止，同样的方法，用左手掌搓右脚掌。

居住好不好，谁暖谁知道

努力的工作、奋斗、前进，为的是什么？为的是安身立命，为的是美好的明天。这些目标中最简单、最基础的就是一个家，一个住所。这个住所可以不大、不漂亮，但是一定能为我们遮风挡雨，成为我们寒夜里的暖房，风雨中的避风港。

在寒冬里，南方的天气潮湿阴冷，房子要是通风就聚集寒气，更加阴冷，不通风就是压抑寒冷。北方的房屋里四季如春，虽然外面刮着风，飘着雪，在屋里也比较温暖，那是因为北方屋里有暖气。所以居住好不好，谁暖谁知道。

夏季空调不是越冷越好

在炎热的夏天，降温效果最明显的就是空调了，但是正因为它的作用和地位，很多人一天到晚都离不开空调。这样一整天开着空调，不仅耗电量非常巨大，而且一整天待在空调房里，对身体也会造成伤害。尤其女性本来就容易体寒，合理适度地使用空调可以让自己轻松愉快地度过炎炎夏日。但如果不注意掌握温度和方法，在凉爽的同时，寒气也可能随之侵袭了我们身体，让自己寒上加寒，对身体极为不利。那么，夏季如何使用空调既能降温又不会受寒呢？

温度适宜，节能环保，对身体好

空调的温度不要调得过低，室内外的温度差最好不要相差太多。女性不可能是完全宅在家里的，家里家外，出来进去，骤冷骤热的，人体会一下子难以适应，特别容易感冒，得空调病。空调温度一般调成26℃就好了，这个温度对人体是最舒服最有利的温度。

空调开一夜，人体易受寒

睡觉时尽量不要整晚开空调，可以设定开一两小时自动关闭，而且要注意盖被子防止受寒。人的体温到晚上随着气温降低而趋向于平稳或下降，如果一直开着空调，当外部气温降低的时候，人体会很容易受风寒。如果天气实在太热，那么可以把空调调成睡眠模式，既省电环保又健康。

出汗后，不要对着空调吹

刚运动完或者因为其他什么原因，全身都在出汗，这个时候不要吹空调。人体出汗的时候，毛孔会扩张，带走体内的热量和毒素，而这个时候直接吹空调，毛孔也因为受寒而收缩，导致人体散热的过程中断，有毒物质也不能有排出体外。同时，寒气一下子从毛孔中进入人体内，而让人着凉感冒。

出汗后，先静待几分钟，把汗擦干了再吹空调，并且不能正对着空调吹。空调的风向最好设置成上下左右摆动的模式，如果空调没有这个功能，建议空调的送风口向上。

❀ 潮湿的房间更阴冷

空气中的湿度，也就是空气中所含水分多少。

对人体较适宜的湿度是：在气温15~20℃时，相对湿度45%~55%；在气温25℃时，相对湿度应为20%。

湿度增加，容易受寒

白天，我们都在外面工作、学习，到了晚上，回归家庭，洗漱完毕走进卧室，最真切的感受就是潮湿的房间更显阴冷，干燥的房间更显温暖。这是为什么呢？因为在低温时，潮湿加强了空气对热的传导作用，会使体热散失的更快更多，所以在低温潮湿的情况下，人体更容易受寒邪的损害，也更容易发生风湿病、支气管炎等疾病。因此，女性朋友为了避免受寒，最好让居室能保持一个适宜的湿度，如果房间里湿度过大，就要想办法除湿。

去除湿气，不冷不潮

关于除湿的方法，这里给大家介绍几种，大家可根据自己的情况来选用。

1.注意通风。开窗通风可以加强空气流通，让流动的空气带走房间内过多的水分，尤其浴室、厨房等容易潮湿发霉的地方，更应注意通风或加装独立通风系统。但如果是外界空气比室内更潮湿，比如阴天下雨的时候，切记要关闭门窗。

2.干燥剂、活性碳等专业的吸湿、除湿物品。这些物品内部含有一些对于吸湿十分有效果的专业材料，长期潮湿的地区，可以采用房内置炭或（和）地板下铺竹炭，对于房间湿度的平衡与尘螨的防治和空气的净化都有很好的效果，不过这种方式的成本也较高。

3.使用空调、抽湿机等机器抽湿。家庭使用的空调一般都有除湿的功能，可以使用"除湿模式"，抽走房内的湿气，有效地解决阴雨时段房间潮湿的问题，对电视机、电脑等怕潮的家电也能形成全方位保护。而抽湿机不仅能除湿，还能干燥衣服，不过价格较贵，因此，要不要买一台抽湿机，要视你自己的预算而定。

❋ 房间要适当通风透气

1.早上感到呼吸难受、眩晕。

2.经常感冒。

3.嗓子有异物感。

4.常常干咳、打喷嚏。

5.经常出汗。

6.时常胸闷、欲吐等症状。

要是出现上述几项状况，很可能是开窗太少导致的。有人认为，经常吹风，人容易受寒着凉，觉得应该把房间弄得严严实实的，最好密不透风。殊不知，房间不通风或者通风太少，人也容易受寒。房间不通风，寒气、湿气出不去，人体就成了吸寒、吸湿的"机器"，长期不通风，人就会出现上述症状，严重的还会有其他疾病。

注意通风，家更宜居

家是一个港湾，不仅要有桌有椅有床有柜，还要温暖、舒适，平时要注意保暖，也要注意通风，让家更宜居。

紧闭门窗的房间里常有一股气味，这是室内氧气不足的表现，长期生活在这样的环境，人体就会因氧气的缺乏而表现出种种症状，如头晕、头痛、心慌、疲乏、血压升高等。当然，体质不好的女性长期处于不通风的房间，还会体寒。

时常开窗通风，让阳光、新鲜空气进来，人的身体和心情都会好很多。

体寒女性要注意，在封闭严密的房间内，最好不要吸烟，以免影响屋内的空气质量。另外，不要生火升温，那样会有中毒的危险，燃气炉、煤炉尽量不要用。

如果感觉寒冷，可以用电暖气、热水袋、暖宝宝等不产生有害气体的方式。第二天早上，一定要开窗通风换气，以免出现不良的影响。

在将自己的房间通风的时候要注意以下几点。

1.开窗通风的时间很重要，最好是白天天气晴朗的时候，雨天、晚上都不适合开窗通风。

2.注意安全，如果是住在较低的楼层或是平房，开窗的时候要注意家里留人，注意安全。

3.不方便开窗通风的时候，只要家里方便，可以开门通风。值得注意的是，卧室里最好不要有穿堂风，即门和窗都打开，那样容易着凉、感冒。

4.雾霾天也要适当开窗通风，如果长时间不开窗，屋内的微生物和细菌就会大量繁殖，二氧化碳浓度也逐渐升高，当达到一定程度时，人就很容易生病或发生缺氧现象。

雾霾天开窗时间：上午10点和下午3点前后，是空气质量相对较好的时间，可以酌情开窗，每次20分钟左右。

雾霾天开窗方法：不能把窗户完全打开，应将窗户打开一条缝儿通风，这样可避免雾霾让风直接吹进来。如果遇到连续雾霾天，空气污染严重时，通风换气时可以在纱窗附近挂上湿毛巾，这样能够起到一定的过滤、吸附作用，减少进入室内的雾霾。

5.开窗通风别忘加衣。在开窗前最好加些衣服，以免开窗后因室温突降而受寒患病。开窗时，可以只开一个小缝，产生空气对流即可。如果女性有感冒或是家人患有感冒，则要慎重开窗。冬天睡觉时，窗户尽量开条缝，但要避免对流风，不要让风直接吹到身上。晚上，厨房不用时尽量关闭厨房门，厨房的窗户可以打开，以免厨房的废气、燃气在厨房聚集并扩散到客厅和卧室。

养成良好生活方式，点点滴滴找回温暖

为什么很多人身体受到寒气？归根结底，还是自己没有一个良好的生活方式，所以要想身体变暖就要从生活的点滴做起，从生活中一点点找回暖气，消除寒气。

良好的生活方式，不是一句话，而是生活中的点点滴滴，女性在平时的生活中，把握好细节，记得从小事做起，日积月累，就会在身体上有所体现，有所回报。

洗澡不当，也会受寒

爱干净的女性朋友不论春夏秋冬，天天都洗一两次澡，确实，洗澡是一件令人愉快的事情，早晨起床后用热水洗澡，可以振奋精神，晚上睡觉前在温水里泡一泡，可以安然入眠。洗澡也是讲究方法的，如果随心所欲地洗，方法不当，也会受寒，对身体不利。

夏季洗澡不贪凉

夏季很炎热，可以每天洗澡，甚至一天要洗两次澡，但是，洗澡也要注意，不要贪图凉快而洗凉水澡。对女性来说，洗凉水澡会让一些妇科疾病乘机"沾"上身。女性皮肤里的"传感器"异常灵敏，只要大脑接受到"冷"的信息，血液循环系统就会自然退守到第二防线，瞬间感受到冰凉。洗凉水澡，因为水温过低，人体会感到寒冷，产生一系列应激反应，如心跳加快、血压升高、神经紧张等，特别是在经期、哺乳期、怀孕期的女性，冷水刺激会引起多种妇科疾病，严重的对女性以后怀孕、生理健康都有一定的影响。

为避免着凉，要注意以下几点：①将换洗衣服、毛巾、洗护用品准备好，洗完澡及时擦干身体，穿好衣服；②洗澡前后不吃冷饮，不喝冰水；③洗澡并不是洗的时间越长越好，洗澡时间太长，容易着凉感冒；④洗澡水不能过凉，水温太低不利于身体的清洁，并且容易将寒气传入体内；⑤生理期内，不论天气多热，也不能用凉水洗澡。

冬季洗澡要注意保暖

到了天气寒冷的时候，女性洗澡就要注意保暖了，应该怎么洗澡呢？

1.洗澡时间不宜过长，盆浴以20分钟为宜，淋浴控制在10分钟以内即可。

2.洗澡水温以40℃左右为宜。

3.洗澡前，做散步、拉伸、扭腰等热身运动，不出汗为宜。

4.洗澡的顺序是：先洗脸，再洗身，最后洗头。

5.洗澡前喝一杯热水，补充因毛细血管扩张而导致的水分大量散失。

6.洗澡后全身涂抹润肤露，可以锁住皮肤表面水分，缓解干燥瘙痒。

7.洗澡后不能马上睡觉。

8.女性为了防止受凉，在洗澡后，要用干毛巾把全身擦干，并尽快穿上衣服、鞋帽，以防感冒。

❋ 节食减肥，越减越冷

减肥仿佛成了女性的共有话题，胖的在减，瘦的也在嚷嚷着："我太胖了。"为了女性的美，顺应而生了很多减肥方法，总归为两点：管住嘴，迈开腿。很多女性都是迈不开腿，那就只能从管住嘴下手，即节食减肥。

盲目节食会导致体寒

对女性的身体来说，从长久来说，节食就真的好吗？俗话说"民以食为天"，人体从食物中获取热量，如果不吃或少吃，那么人体的热量供应就少，人就会畏寒怕冷。所以人在吃饱的情况下就会觉得全身暖暖的，充满了力量，在饿了的时候就会觉得手脚发冷，甚至不能动。

女性怎么减肥不受寒

女性为了美丽，减肥轻体是可以的，但是，为了健康，一定要选择科学的减肥方法。怎么减肥才能既美丽又健康呢？节食减肥是不可取的，还有什么办法呢？

1.不吃零食。女性爱吃零食，尤其是休息的时候，手边没有零食仿佛生活就少了点什么。但是零食的热量太高，食用之后会造成热量摄入过多，最后堆积大量的脂肪。体寒女性不能盲目节食，也不能吃零食，保证一日三餐营养饮食之后，如果想吃零食就喝些温水或者柠檬水来缓解食欲。

2.饮食有规律。人体每天需要的热量是有限的，吃得过多或过少对身体都是不利的。不能饥一顿饱一顿，搞总量控制是不利于身体健康的。体寒女性控制体重，每餐饭吃得六七分饱，就可以了。

3.加强运动。除了饮食上的控制，更要运动，运动是最好的燃脂方式，每天保证20分钟以上的运动。跑步、散步、爬楼梯、伸展都可以，就是要动起来。在管住嘴的同时迈开腿，体寒女性不仅减了肥，轻了体，还提升了身体的热度。

❋ 湿头发会让人受寒

洗完头，头发应该怎么办？主要有两大派别。吹头派认为：洗完头，应该及时将头发吹干，这样既不会感冒，又保护了头发和头皮。自然干派认为：洗完头，最好是让它自然干，不要用吹风机吹头发，吹风机辐射太大，对人体不好，还容易损伤发质，导致分叉。两大派别好像都有理，从保护女性身体，让女性成为暖女人的角度来讲，建议洗完头后，适当使用吹风机吹干头发。因为在中医看来，头部是人体阳气最旺盛的部位，也是"高处不胜寒"的首要目标。洗头洗澡后不及时吹干头发，头部最容易受到寒气入侵，在头部淤积形成湿寒，从而引发头痛、头晕、头沉、偏头痛、鼻窦炎、感冒、发热等受寒病症。所以，洗头洗澡后，最好是及时吹干头发，只是使用吹风机时，要科学合理。档位小一点，温度低一点，距离远一点，速度快一点。女性在处理头发的时候，要记住这几点，才能保护好头发和头皮，避免寒冷从头部入侵。

温度不宜过高

洗头后用吹风机吹干头发，温度不宜过高，吹风机的温度过高会破坏头发里的蛋白质，令头发过于干燥，更易折断。一般来说，吹风机的温度调至中档即可。

距离不宜过近

吹风机与头发、头皮的距离过近，其温度就会过高，不仅有损头发，对头皮也会造成一定的伤害。

先用毛巾擦干

一般建议洗完头发后先用毛巾将其擦干，等到不滴水时再用风筒吹到七八成干即可。

选择角度

吹风的时候，出风口要与头发保持10厘米左右的距离，同时边吹风边用手指通顺头发，注意不要让热风驻留在一个部位的头发上太久。

❁ 洗衣做饭，尽量避免用凉水

女人要扮演许多的角色——女儿、妻子、妈妈等。劳作不是女人的专利，但是是女人一辈子都要做的事情。在洗衣做饭过程中，为了保护自己，让自己的双手不受寒，让自己以后的身体更轻松一些，能不用凉水的时候就不用凉水。

凉水对女性健康危害很大

40岁以上的女性不同程度地患有关节病或妇科病，致病的"罪魁祸首"之一是凉水。

在冬季用冷水洗衣服、洗碗、洗菜，双手长期浸泡在刺骨的凉水中，会引发严重的风湿性关节炎。

即使是在夏季，如果用的是地下水，水温也是很冷的，远远低于洗涮所需要的舒适温度。

女性特有的生理周期及抵抗力差等因素的存在，也决定了日常频繁接触冷水刺激，病菌易侵入体内，从而引起感冒和其他疾病。

冬天洗菜怎么办

1.戴手套。冬天洗菜可以带上塑胶手套或塑料手套等，塑胶手套比较能隔断凉水，但是难以做细微操作，塑料手套还是会感觉有点凉，但是洗起来比较得心应手。

2.用温水洗菜。用不超过30℃的温水洗菜可以将菜洗干净，温水还可以促进物质的溶解度和溶解速度，更容易去除果蔬表面的农药残留。

体寒的女性，冬天除了带手套、温水洗菜以外，做手部按摩也是保护手、温暖手的好方法。手部按摩可以促进手部的血液循环和新陈代谢，尤其是涂完手部护肤品之后进行手部按摩，还可以增加皮肤对营养的吸收力，同时手部按摩还具有消除脂肪的作用，让自己的手又美又暖。

❁ 多晒太阳，暖身又补钙

对于体寒的女性来说，经常晒太阳可以祛寒暖身。太阳本身具有热量，我们站在阳光底下，觉得和煦的阳光撒在身上很舒服，暖洋洋的。女性本来就容易体寒，坐在阳光下，让自己身体慢慢暖和起来，就连睡觉都是暖暖和和的。

晒太阳要选择合理的时间和合理的方式，开启安全的晒太阳模式。

晒太阳的最佳时段：早晨和傍晚

不同地区、不同季节的日出日落时间不同，"最佳日晒时段"的概念并不完全可靠。应用"影子原则"来选择晒太阳的时间段，即当影子的长度短于身高时不宜出来晒太阳，因为这个时候的太阳比较毒。所以，一般夏季早晨和傍晚晒太阳比较好，而冬季在应选在上午10点以后阳光充足的时候晒太阳。

晒太阳的最佳时长：30分钟以内

晒太阳所需时长随海拔、地区、季节、人种、个体、部位的不同而不同。大多数人每天在阳光下10～20分钟即可获得机体所需的维生素D_3，儿童短些，老人长些，但一般都建议控制在30分钟以内，以避免晒伤。在高海拔及长期低度缺氧环境下生活的人群，由于缺氧本身会加剧骨量丢失，需延长日晒时间至每天30～60分钟。冬季日光中紫外线量可以降为夏季的1/6，也要尽可能延长日晒时长。

晒太阳的最佳姿势：暴露

如果非要给晒太阳选个最佳姿势，那就是——暴露！原因就是紫外线必须和皮肤"亲密接触"才能起到应有的作用。不过，为了避免晒伤，还是要注意一下暴露的部位，一般而言，"夏天短裤和短袖、冬天露出脸和手"就是最佳选择了。

女性在晒太阳的时候，可以更讲究一些，戴上墨镜可以避免阳光直射导致眼损伤；护发帽可以避免秀发晒伤。

❀ 睡眠充足，不熬夜，寒不侵

夜生活太丰富、生活压力大、加班……女性有很多的原因让自己熬到深夜。仗着自己年轻，以为自己有资本，但是第二天还是觉得身体不舒服。

睡眠不足，不仅是身体不舒服，还会慢慢积下寒气，让身体变得寒凉。睡眠充足，第二天就会元气满满，身体很舒服。

睡前好习惯，有助睡眠

1.良好的生活方式，不沉迷于夜生活。

2.睡前不要吃得过饱，尤其是烧烤、油炸等油腻食物。

3.睡前不要剧烈运动，比如跳绳、跑步等。

4.晚间不要大量喝水、牛奶，以免晚上频繁起床上厕所。

5.晚上听一些舒缓的轻音乐，放松心情。

睡前梳梳头，改善睡眠质量

中医认为，头发为血之余、肾之华，而头为精明之府，诸阳所会，百脉相通。以梳子替代中医的银针，对头部经穴进行针灸似的按摩或刺激，对身体大有好处。尤其睡前梳一梳头发，可疏通头部血流，消除大脑疲劳，改善睡眠质量。

梳头方法一：用手指梳头。双手五指微张，手指屈曲，以指端着力深触头皮；吸气，从前额的发际向颈后的发根处梳，再从头部两侧由前及后的进行梳理；呼气，两手放松，向身体两侧用力甩一下。按照以上方法反复梳头，至头皮发热即可。

梳头方法二：用梳子梳头。全身放松，手持梳子与头皮成90°角，梳齿深触头皮；以头顶的百会穴为中心，顺着头发生长的方向梳刮，连梳6下；换个角度继续梳，要围绕头部梳刮一圈，确保头皮都被按摩到。按照以上方法反复梳，直到头皮微微发热、发麻为宜。

> **注意啦！** 梳头动作宜轻，宜缓，力度均匀，一般以感觉胀热、舒适为度；用手梳头时要注意双手的清洁及指甲长度，指甲过长或过尖，容易损伤头皮；用梳子梳头，最好选择竹木、桃木或牛角类的梳子，梳齿宜疏密适中，不宜太尖、太密，以免划破皮肤或夹着头发。

第五章

疏通经络祛寒气，经穴疗法暖身效果好

中医上讲："气不足则血不畅，血不畅则水不流，水不流则毒不排。"疏通人体经络为根本，让人体功能恢复到应有的健康状态，排出体内的毒素，从而能排出身体里面的湿气、浊气、寒气、邪气，打通管道，净化血液，排出毒素，缓解肌肉疲劳、僵硬、疼痛，帮助解决气血不畅的问题。女性不做冰美人，就要了解身体经络、穴道，经脉通络，寒气排出体外，身体才会慢慢暖起来，做一个暖暖的美丽女人。

按摩——按一按，升温又健体

按摩是中国最古老的医疗方法，也叫作推拿。按摩主要是通过一定手法在人体肌表进行"按、压、捏、锤"来刺激人体经穴，疏通人体经络，从而激发出人体一系列的应激反应，最终缓解身体的疼痛、为身体保健、达到治病目的。

"通则不痛，痛则不通"，按摩可以帮助人体疏通气血，动则生阳，体寒的女性经常按摩，能补充身体的阳气，起到健体强身、祛寒暖身的作用。按摩的方法简便无副作用，治疗效果良好，所以几千年来在中国不断得到发展、充实和提高。

按摩的手法

按摩手法	手法解析	操作方法
按法	利用指尖或指掌，在身体适当部位，有节奏地一起一落按下	在两肋下或腹部，通常应用单手按法或双手按法
摩法	用手指或手掌在身体的适当部位，给以柔软的抚摩	摩法多配合按法和推法，有常用于上肢和肩端的单手摩法，常用于胸部的双手摩法
推法	用手指或手撑、拳面着力于穴位处，用力向一定方向推	推法常用于背、胸腹、下肢部位
拿法	用手把适当部位的皮肤，稍微用力拿起来	在腿部或肌肉丰厚处的单手拿法
揉法	用手贴着患者皮肤，做轻微的旋转活动的揉拿	对于像太阳穴等面积小的地方，可用手指揉法；对于背部面积大的部位，可用手掌揉法
捏法	在适当部位，利用手指把皮肤和肌肉从骨面上捏起来	捏法着重在手指上，常与揉法配合进行
打法	多配合在按摩术后进行，必要时也可单独使用打法	手劲要轻重有准，柔软而灵活，打法主要用的是双手

按摩找准穴位的方法

按摩按的是穴位，女性朋友要是自己按摩，怎么找穴位呢？下面介绍两种找准穴位的方法。

1.找反应，身体有异常，穴位上便会出现各种反应。

压痛：用手一压，会有痛感。

硬结：用手指触摸，有硬结。

感觉敏感：稍微一刺激，皮肤便会很痒。

色素沉淀：出现黑痣、斑点。

温度变化：和周围皮肤有温度差，比如发凉或者发烫。

在找穴位之前，先压压、捏捏皮肤看看，如果有以上反应，那就说明找对地方了。

2.手指同身寸，以本人的手指为标准，进行定穴测量。

中指同身寸：以本人的中指中节屈曲时内侧两端横纹头之间作为1寸，可用于四肢部取穴的直寸和背部取穴的横寸。

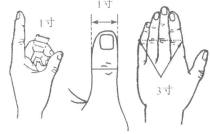

拇指同身寸：以本人拇指指关节的横度作为1寸，适用于四肢部的直寸取穴。

横指同身寸：又名"一夫法"，是将本人的食指、中指、无名指和小指并拢，以中指中节横纹处为准，四指测量为3寸。

按摩的注意事项

1.按摩的时间并不是越长越好，每次以20分钟为宜。最好早晚各1次，如清晨起床前和临睡前。

2.为了加强疗效，防止皮肤破损，在施按摩术时可选用一定的药物作润滑剂，如滑石粉、香油、按摩乳等。

3.若局部皮肤破损、溃疡、骨折、结核、肿瘤、出血等，禁止在此处进行按摩。

4.自我按摩时，最好只穿背心短裤，操作时手法尽量直接接触皮肤。

5.按摩后有出汗现象时，应注意避风，以免感冒。

艾灸——艾灸暖经脉，最佳的补阳方

女人的阴柔之体和艾灸的纯阳之热简直就是天生一对。灸火连续燃烧，可使艾火的纯阳温热之气由肌表透达，又因和脏腑相互联系，能使阳气通达。

中医认为，"血见热则行，见寒则凝，"气血凝涩的疾病，可用温灸来治疗。艾灸通过对经络腧穴的温热刺激，起到温经通络、散寒除痹的作用，以加强机体气血运行，达到预防和保健的目的，对体寒的女性来说尤其适宜。

纯阳的艾叶是艾灸的关键

艾叶是多年生草本菊科植物艾的干燥叶片，在全国各地山野均有生长。艾灸，一般是采用上等陈艾，加入数味中药合制成艾炷，将艾炷燃烧后熏灸穴位以治病防病的中医疗法。

艾叶性温，属纯阳之性，本身就具有生温熟热，具有温通经脉、行气活血、理气祛寒的作用。一般制成两种。

艾条：是用棉纸包裹艾绒制成的圆柱形长卷，用艾条来温灸穴位，火柔而温，渗透力极强，可发挥刺激穴位和燃艾温热刺激的双重作用。

艾炷：即把艾绒捏紧成规格大小不同的圆锥形艾团，分为小炷、中炷和大炷，小炷如麦粒大，中炷如半个枣核大，大炷如半个橄榄大。艾灸时，每燃完1个艾炷叫作1壮。

艾灸的常见方法

艾灸的种类繁多，发展到明清时期，仅灸用的材料就有20多种，直接灸和隔物灸的治疗方法达40余种。种类不同，灸法也有所不同。这里重点给大家介绍几种常见的、简单易操作的灸法。

艾条灸

1.温和灸：施灸时，将艾条的一端点燃，对准应灸的穴位或病灶，距离皮肤2~3厘米处进行熏灸，使患者局部有温热感而无灼痛，较为温和。

2.雀啄灸：施灸时，将艾条的一端对点燃，对准要施灸的穴位或病灶，像鸟雀啄食一样，一起一落，忽近忽远地施灸。

3.回旋灸：施灸时，将艾条的一端点燃，与施灸部位的皮肤虽保持一定的距离（距离皮肤2~3厘米），像熨衣服一样向左右方向平行移动进行回旋施灸。

艾柱灸

1.**直接灸**：又称明灸，即将艾柱直接置放在皮肤上施灸的一种方法，根据对皮肤刺激的程度不同，又分为瘢痕灸和着肤灸。

瘢痕灸：又称化脓灸，施灸前先在施术部位上涂以少量凡士林或大蒜液，以增加黏附性和刺激作用，然后放置艾柱，从上端点燃，1壮艾柱燃尽后，除去灰烬换柱，一般1次可灸7~9壮。

着肤灸：又称无疤痕灸、非化脓灸，艾灸时，当艾柱燃烧剩下2/5左右，患者感到烫时就压灭或夹去艾柱，换柱再灸，不会烧伤皮肤，只以局部皮肤充血、红晕为度。着肤灸一般1次可灸3~7壮。此法适用于一切慢性虚寒症，比如咳嗽、哮喘、风寒湿痹等。

2.**间接灸**：又称隔物灸，即在艾柱和皮肤之间隔垫上某种物品而施灸的一种方法，是目前较常用的艾灸法，比如隔姜灸、隔蒜灸、隔盐灸等。

隔姜灸：在艾柱与皮肤之间用姜片作为隔垫物而施灸。

隔蒜灸：将新鲜大蒜切成2~3毫米厚的薄片，中间以针穿刺数孔，上置艾柱放在应灸的穴位或部位，然后点燃施灸。

隔盐灸：将食盐作为隔垫物而施灸。

❋ 艾灸的常用穴位

气海、关元、命门、中脘、足三里等穴位都是人体重要的养生穴位，通过艾灸即可温补脾肾，补益肾气，提高人体免疫力，促进身体健康，预防早衰。具体的艾灸方法，在后面相应穴位处详细讲解。

艾灸的注意事项

1.学习相关艾灸知识和技法，才能自己进行艾灸。

2.有些灸法（比如化脓灸）会伤害到患者皮肤，要征得专业医师的允许。

3.凡属实热症、邪热内炽、阴虚发热等热症均不适合用艾灸疗法。

4.孕妇腹部、腰骶部不宜施灸。

5.凡接近五官、颈部、前后二阴、大血管走向的体表区域或穴位，均不宜直接灸。

拔罐——拔出寒气，祛风又散寒

拔罐是指运用各种罐体，利用燃烧、抽气等造成负压，使之吸附于有病变的穴位或病变部位，通过局部的负压和温热作用，使局部发生充血或淤血现象，促进该处的经脉通畅、气血旺盛，从而达到拔出病气、治疗相应病痛的目的。

受了寒气或体质寒凉的女性，用拔罐的方法祛寒暖身直接有效。因为拔罐疗法具有机械刺激和温热效应的双重效应，可以将淤堵在体内的风寒、痰湿、淤血等经皮毛吸引出来，使邪出正复，经络气血得以舒畅。

❀ 拔罐的常用工具

拔罐的工具很多，普通家庭一般用到的是玻璃罐和抽气管。

玻璃罐

玻璃罐顾名思义就用玻璃加工制成，罐如球状，罐口平滑，口小肚大，分大、中、小三种型号。玻璃罐的特点是光滑透明，可直接观察罐内皮肤充血、出血或淤血情况，便于掌握拔罐时间。适用于医院治疗或有一定拔罐技巧的家庭保健所，常用于走罐法、针刺拔罐法等。缺点是易碎，在使用时一定要小心谨慎。

抽气罐

抽气罐较为方便，操作也简单，一般是塑料质地，在罐的底部装有抽气的橡皮塞，可以抽出罐内的空气，使罐内形成负压，吸附于局部皮肤。抽气罐的特点是可随意调整罐内负压，控制吸力，还不易破碎，是普通家庭比较常用的一种罐体。

❀ 拔罐的常用方法

拔罐的方法有很多种，而且有些方法操作起来也不容易。体寒女性要暖体升阳，最好是到专业机构拔罐，不过可以了解和学习一些比较常用又易操作的拔罐方法，比如以下几种。

拔罐方法		操作方法
按排气方式分类	火罐法、闪火法	单手握住罐体，罐口朝下，另一只手用镊子夹住蘸有95%酒精的棉球，点燃后迅速伸入罐内至罐体底部并马上抽出，及时将罐扣在应拔的部位，即可吸住
	抽气罐法	用真空抽气枪抽出罐内空气，使罐内产生负压，即可吸住

续表

拔罐方法		操作方法
按排气方式分类	滴酒法	在罐内壁上中段滴1~2滴酒精，再将罐横侧翻滚一下，使酒精均匀附于罐壁上（不可接近罐口），点燃酒精后，迅速将罐子扣在选定部位，即可吸住
	水罐法	罐具置水内煮沸，使用时用镊子将罐夹出，甩去水液，迅速用毛巾擦去罐口沸水，趁热迅速按拔在皮肤上，即可吸住（多用竹罐）
	投火法	将小纸条或酒精棉球点燃后迅速投入罐内，然后趁火旺时立即将罐扣在应拔的部位，即可吸住
按拔罐形式分类	单罐法	单罐独用，一般用于治疗病变范围比较局限的疾病
	多罐法	一般用于治疗病变范围比较广泛、病变肌肉较丰满的疾病，可根据病变部位的解剖形式等情况，酌情吸拔2~3个乃至10余个
	闪罐法	罐吸拔在皮肤后，立即起下，反复操作多次，以皮肤潮红为度
	留罐法	罐具吸定以后在吸拔部位留置一段时间，以皮肤潮红、充血、淤血或发泡为度
	走罐法	罐体吸附在皮肤后，再反复推动、移动罐体，以扩大施术面积

❀ 拔罐祛寒的常用穴位

用拔罐法来祛寒时，通常会选择受寒的部位或者一些能祛寒的穴位来重点拔，比如大椎穴、风池穴、肺俞穴等穴位。

拔罐的注意事项

1.饱腹、空腹都不宜拔火罐。

2.拔火罐前要先排净大小便。

3.同一部位，不能天天拔火罐。

4.拔罐的斑痕未消退前，不可再拔罐。

5.女性的月经期及其他出血症部位，不可拔罐。

6.高热、抽搐、痉挛等情况不宜拔罐。

7.皮肤过敏或溃疡破损处不能拔罐。

8.肌肉瘦削或骨骼凹凸不平及毛发多的部位不宜拔罐。

刮痧——刮出寒气，暖身又除病

刮痧是通过特制的刮痧器具和相应的手法，蘸取一定的介质，在体表进行反复刮动、摩擦，通过良性刺激，使皮肤局部出现红色粟粒状或暗红色出血点等出痧变化，以改善机体局部的血液循环，从而起到疏通经络、活血化瘀、祛风散寒、消肿止痛和增加机体免疫力的作用。刮痧是比较常用的一种预防疾病、养生保健的疗法，体质寒凉的女性或者在外受了风寒后，可以选择刮痧的方法来祛寒。

刮痧的常用工具

刮痧工具的材质不固定，形式多样，不过最常用的是刮痧板和刮痧油。

刮痧板

刮痧板是刮痧的主要工具，一般为长方形，边缘光滑，四角钝圆。刮痧板两边长，一边稍厚，一边稍薄。薄面用于人体平坦部位的治疗刮痧，凹陷的厚面适合于按摩保健刮痧，刮痧板的角适合于人体凹陷部位的刮拭。

就质地来说，常见的是水牛角和玉的刮痧板。水牛角具有发散行气、清热解毒的药性，制成的刮痧板质地坚韧，光滑耐用。玉制的刮痧板有滋养五脏六腑、润心肺、行气活血、疏通经络的作用。此外，贝壳、铜钱、硬币、陶瓷汤匙、木梳等，也可作为刮痧的替代用具。

刮痧油

刮痧油是配合刮痧疗法使用的红棕色澄清液体，采用天然的透性强、润滑性好的植物油和多种天然中药，进行配伍，古法炮制，有利于滋润皮肤、开泄毛孔、活血化瘀、清热解毒、疏经通络、排毒驱邪、消炎镇痛。在需刮痧的部位涂抹上刮痧油，头部、背部、双手、双腿、足部按照由上而下，脸部、胸部按照由内而外的顺次刮拭。刮痧油是中医外用药，请勿使用其他药剂代替，以免发生不良反应。

祛寒时可以刮痧的部位

人体可以刮痧的部位很多，针对不同的部位有不同的刮痧方法，也有不同的注意事项。体寒女性在自己刮痧或接受刮痧时，建议提前做一些了解。

刮痧部位	刮痧方法
头部	头部有头发覆盖，须在头发上面用面利法刮拭，不必涂刮痧润滑剂。每个部位刮30次左右，刮至头皮有发热感为宜
面部	面部出痧影响美观，因此手法须轻柔，忌用重力大面积刮拭。眼、口腔、耳、鼻病的治疗须经本人同意，才可刮出痧。刮拭的按力、方向、角度、次数均以刮拭方便和病患局部能耐受为准则
背部	一般先刮后背正中线的督脉，再刮两侧的膀胱经和夹脊穴。肩部应从颈部分别向两侧肩峰处刮拭
胸部	胸部正中线任脉天突穴到膻中穴，用刮板角部自上向下刮拭。胸部两侧以身体前正中线任脉为界，分别向左右（先左后右）用刮板整个边缘由内向外沿肋骨走向刮拭，注意隔过乳头部位
腰部	腹部由上向下刮拭，可用刮板的整个边缘或1/3边缘，自左侧依次向右侧刮
四肢	四肢由近端向远端刮拭，下肢静脉曲张及下肢水肿患者，应从肢体远端向近端刮拭，关节骨骼凸起部位应顺势减轻力度

刮痧的注意事项

1.空腹、过度疲劳的人忌刮痧；低血压、低血糖、过度虚弱和神经紧张特别怕痛的人轻刮。

2.在刮痧过程中，如果出现头晕、面色苍白、心慌、出冷汗、四肢发冷、恶心欲吐或神昏扑倒等症状，要立即停止，并及时救治。首先迅速让患者平卧，让患者饮用一杯温糖开水，然后迅速用刮板刮拭患者百会穴（重刮）、人中穴（棱角轻刮）、内关穴（重刮）、足三里穴（重刮）、涌泉穴（重刮）。

3.刮痧后汗孔扩张，半小时内不要冲冷水澡，可洗热水澡，边洗边刮无妨。

4.刮痧后不要急着进入空调房，或是采用其他降温设施，以防寒气入侵。

5.刮痧后喝一杯热（温）开水，以补充体内消耗的津液，促进新陈代谢，加速代谢产物、寒气的排出。

足浴——热水泡泡脚，暖脚又暖身

足浴是足部保健的重要形式，通过水的温热作用和药物的熏洗、治疗作用，足浴有利于散风除湿、透达筋骨、调和五脏，从而达到预防疾病的目的。体寒女性睡前泡泡脚，进行一个简单的足浴，就会让身体感受到暖和。在寒冷的冬日，足浴更是不可少的，那种温暖能带进梦里。足浴是一种简单、有效、适合女性的暖体保健法。

足浴前的准备工作很重要

选择合适的足浴盆

每一种足浴盆都有自己的优点，体寒女性最好根据自己的身体状况来选择合适的器具。

足浴盆种类	特点	优点
杉木盆	杉木盆质地较轻，保温效果较好	空间比较大，能舒适地伸展双脚，使人得到放松
电加热足浴盆	不仅能控温，而且具有磁疗、振动、红外等理疗功能	电加热自动控温
电磁式多功能药浴器	集药疗、磁疗、热疗、理疗于一体，而且还能定时定温	有药物，较深，能泡小腿

足浴水有讲究

如果只是简单地洗脚，那么干净的温热的水就可以。如果要祛寒养生，达到暖体升阳效果，那么足浴水就有讲究了。

1.水温：足浴的水温建议控制在38~45℃。如果水温过高，容易烫伤皮肤；水温过低，则会影响足浴的效果。当然，可以根据自己的感觉调节水温，以轻松、舒适为度。

2.水量：足浴水量以能淹没双足踝关节为宜，想更好地祛除寒气，或者想让紧绷的小腿得到放松，浸泡至小腿部位效果更佳。

3.可添加的祛寒中药材：艾叶、干姜、桂枝、生姜、细辛、玫瑰花等。

足浴的时间和频率

1.足浴的时间：并不是越长越好，一般一次泡的时间为30~40分钟，针对于某些疾病的患者，如感冒日久不愈、糖尿病、慢性风湿性关节炎、常年顽固性头痛、高血压等患者，足浴时间可以适当延长，这样效果更佳，但不要超过1小时。

此外，足浴在晚上9点左右较好，因为此时肾经气血比较衰弱，在此时足浴，体内血管会扩张，有利于活血，从而促进体内血液循环，可补肾强身。

2.足浴的频率：如果是防病治病类型的足浴，可每天进行2次，一次在上午10点左右，一次在睡觉前1小时，每次20~30分钟。具体的次数也是因人而异。

✽ 足浴过程中的按摩方法

在足浴的过程中，建议用手按摩脚部，对脚部进行充分的按摩，至微热、有酸痛感为宜。

推法：脚底板上半部"人字形"下约1厘米处，为肾反射区，双手拇指并拢，用力摁住该位置，往上推36次，至脚底发热为止。

压揉法：脚底后跟内圆上方中间的位置，为失眠反射区。双手拇指按住该位置，用力压36次，压到有酸痛感为宜；再揉3~5分钟，至发热为宜。此方法对头晕眼花、严重失眠者有帮助。

刮法：用双手食指关节用力刮脚踝骨以下内外两侧36次，至有酸痛感为宜。对前列腺等疾病有一定帮助。

足浴的注意事项

1.不适合足浴的人群：严重心脏病、血栓及脑出血未治愈者；足部有炎症、皮肤病、外伤或皮肤烫伤者；出血性疾病、败血症等患者；孕妇。

2.如果选择的是塑料盆、木盆等无法自动加热的足浴盆，则需要准备1~2个保温瓶，以方便在足浴的过程中添加热水，保持水温。

3.足浴后，要及时擦干足部的水，天冷的时候穿上袜子和棉拖，这样能防寒保暖，避免足部受寒和预防感冒。

4.足浴后喝一杯温开水，能及时补充足浴时因出汗而丢失的水分。

5.如果足浴后身上出汗了，要及时擦干，以免受寒。

女性需掌握这些祛寒保暖的关键经穴

督脉

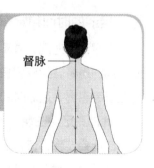
督脉

督脉是人体奇经八脉之一，六条阳经都与督脉交会。督脉总督一身之阳经，调节着一身的阳经气血，故称为"阳脉之海"。打通督脉，补充阳气，就可达到温通经脉、温煦脏腑、祛寒暖身的目的。

督脉的循行路线

督脉起于胞中，向下过会阴部，沿脊柱后面上行，至项后风府穴处进入颅内，沿头部正中线，经头顶、鼻部、上唇等部位，循行至上唇系带处。

打通督脉的方法

方法一：滚背

身体抱成团，在地上打滚，脊椎受力，以头臀为两头，像小船似的两边摇。

> **注意啦！** 滚背要在地板上铺上垫子效果才好，在床上效果效差。

方法二：踏步摇头

仰卧，全身放松，双手抱颈，头略微抬起；两脚一收一伸做原地踏步，同时头向左右摆动，收右脚时头向左摆，收左脚时头向右摆。每次练习不少于1分钟。

> **注意啦！** 在练习过程中，如果脊椎部位有痛感，说明督脉不通，可在练完此功后，请家人帮忙从上至下按摩几遍督脉，以促进经脉通畅，升阳祛寒。

方法三：揉督脉

用掌根从风府穴开始，顺着督脉往下揉，一直揉到长强穴。揉的时候，还可以把两个手掌搁在脊椎上，像擀面条一样从上到下擀一擀。

> **注意啦！** 揉的动作要柔缓，力量是一点一点地加上去的，别上来就使劲。另外，有骨结核、骨质疏松的女性不宜采用此法。

任脉

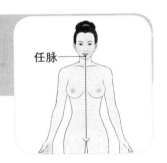

任脉

"任"有妊养和担任的意思。任脉总任人体之阴经，为阴脉之海，主胞胎，有妊育胎儿的作用。中医学中，女性月事，冲任两脉起到巨大的调节作用。

有的女性经常感觉腹部是冰凉的，尤其是到了冬天。痛经、不孕不育等疾病容易找上这样的女人。对这种情况，大家可以按摩任脉，特别是任脉上的几个关键穴位，如关元穴、中脘穴、膻中穴、天突穴。

任脉的循行路线

任脉起于胞中，向下过会阴部，沿腹部和胸部正中线上行，至咽喉，上行至下颌部，环绕口唇，沿面颊，分行至目眶下。

多做提肛运动，疏通任脉

肛门附近有三条经脉：督脉、任脉和冲脉，经常提肛，就能同时疏通这三条经脉，有助于升提阳气、通经活络、温煦五脏、延年益寿。建议体寒的女性平时多做提肛运动，提肛运动有多种方式。

方法一：直立式提肛运动

双脚跟并拢，与头部成一直线，双手心向外，两肩向后缩，使背部形成皱纹，与此同时，急速用力收缩肛门，像忍大小便一样，将肛门向上提，并坚持几秒钟（紧闭尿道、阴道及肛门，此感觉如尿急，但是无法到厕所去，须闭尿的动作）。然后放松，接着再往上提，一提一松，提时吸气，松时呼气，反复进行。

方法二：踮脚式提肛运动

双手十指交叉，抱着后脑踮足跟，脚跟踮起时吸气，同时用力收缩肛门并坚持几秒钟，像忍大便一样，将肛门向上提，然后放松，脚跟落地，呼气。一起一落为1次，踮10~30次。

方法三：快速式提肛运动

快速收缩肛门，每分钟进行30次，每日可做2~3次。快速收缩肛门，也可起到锻炼肛门括约肌的效果。

足太阳膀胱经

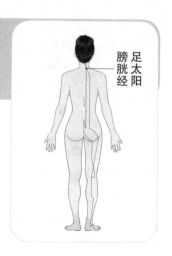

膀胱经是人体上最长的一条经络,是人体最大的排毒通道,也是身体抵御外界风寒的重要屏障。膀胱经不通会有很多不适,比如:恶风怕冷、颈项不适、腰背肌肉胀痛、腰膝酸软、静脉曲张、尿频尿多、尿黄等。所以,体寒的女性要经常刺激一下膀胱经,让其保持畅通。

膀胱经的循行路线

足太阳膀胱经起于目内眦(睛明穴),上达额部,左右交会于头顶部(百会穴)。然后从头顶部分别向后行至枕骨处,进入颅腔,络脑,回出分别下行到项部(天柱穴),下行交会于大椎穴,再分左右沿肩胛内侧,脊柱两旁,到达腰部(肾俞穴),进入脊柱两旁的肌肉,深入体腔,络肾,属膀胱。

疏通膀胱经,升阳祛寒

足太阳膀胱经于每天下午3~5点气血最旺,体寒女性在这个时间去刺激它,更有利于把身体里的寒气和毒素排出体外。通过疏通膀胱经来祛寒的常用方法有三种。

方法一:刮痧法

刮痧膀胱经,就要刮整条膀胱经,先抹上刮痧油,然后用刮痧板在后背整个膀胱经由脖子到臀部一直刮下来。

方法二:拔罐法

可以选用走罐法,将火罐捂上以后,用一只手或两只手抓住罐子,微微上提,推拉罐体在身体的皮肤上移动,一定要顺着膀胱经移动,可以向一个方向移动,也可以来回移动。

方法三:捏脊法

用手指捏起脊背上的皮肉,用力往上提,从尾骨一直捏到颈椎骨。

足少阳胆经

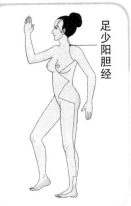

大腿外侧是容易被寒气侵入的部位之一，而这里正是足少阳胆经的循行路线，所以，寒气会积存在胆经中，阻碍经络气血的流通，影响体内垃圾的排出。这时，体寒女性就可以通过敲胆经来驱除寒气，经络疏通了，身体自然而然就变暖了。

胆经的循行路线

足少阳胆经起于眼外角，向上到达额角部，下行至耳后，外折向上行，经额部至眉上，复返向耳后，再沿颈部侧面行于手少阳三焦经之前，至肩上退后，交出于手少阳三焦经之后，向下进入缺盆部。另外，胆经还包括耳部分支、眼外角分支、缺盆部直行分支、足背分支等几个分支。

敲胆经祛寒的方法

敲大腿外侧的胆经至有点发热、发麻，可以达到祛寒的效果，并不要求很正确的穴位，当然如果能够敲到位最好。长期在办公桌前运动量少的女性，可以利用工作间隙，坐位时敲打，也可以坐在床上伸直双腿，用拳头去捶大腿两侧。

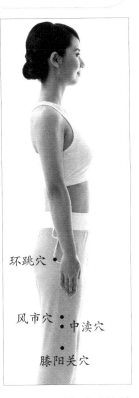

具体方法：握拳，用力敲打大腿外侧的胆经，从腿根敲到膝盖，重点敲打环跳、风市、中渎、膝阳关四个穴位，如果遇到有痛感的地方，说明寒气比较重，要反复敲打。每天敲5~10分钟。

> **注意啦！** 晚上11点以后不能敲，否则容易造成肝脏上火的现象，同样脸上有痘和肝火旺的人亦不适用于此方法。

大椎穴

大椎穴为督脉上的大穴，同时还是手上的三条阳经（手阳明大肠经、手太阳小肠经、手少阳三焦经）和足上的三条阳经（足阳明胃经、足太阳膀胱经、足少阳胆经）的交会穴，共有7条经络在这个穴位交会，所以这个穴位的性质是阳中之阳穴，具有统领一身之阳气的作用。体寒女性养护好大椎穴，可以增强阳气，让自身这个"小太阳"发光发热，滋生出源源不断的能量，赶走疾病，精神抖擞。

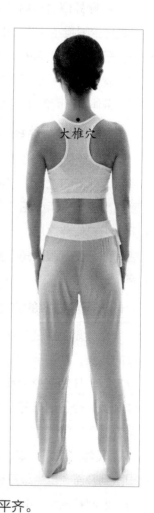

穴名解析

"大"，多也；"椎"，锤击之器也，此指大椎穴内的气血物质为实而非虚也。大椎穴意指手足三阳的阳热之气由此汇入本穴并与督脉的阳气上行头颈。大椎穴物质一是督脉陶道穴传来的充足阳气，二是手足三阳经外散于背部阳面的阳气，穴内的阳气充足满盛如椎般坚实，故名大椎。

定位取穴

大椎穴位于人体的颈部下端，第7颈椎棘突下凹陷中。取穴时，正坐低头，用手可摸到颈部后方最突出的一块骨头，就是第7颈椎，该处下方的凹陷处即是。若突起骨不太明显，活动颈部，不动的骨节为第1胸椎，约与肩平齐。

功效主治

传统中医把大椎穴称作"诸阳之会"，是振奋一身阳气的万能穴。通过对大椎穴进行适当按摩刺激，可达到一穴通诸经，活络血脉、提振阳气的作用，有利于风寒感冒、体质虚寒、咳嗽、哮喘、肩背痛、手臂疼痛、手臂麻痹等疾病的防治。

刺激方法

方法一：刮痧法

用温水拭干净大椎穴部位，并涂抹适量刮痧油，用刮痧板用力快速刮几下，使穴位处出痧，痧退之后可继续刮。

> **注意啦！** 刮痧前抹上护肤油或刮痧专用油，能减轻对皮肤的摩擦。如果有着凉感冒的症状，在大椎穴处刮痧有利于减轻症状。

方法二：热敷法

1.取鲜生姜，捣烂成泥，摊在布上，放入微波炉中加热，温度以皮肤能够承受为宜。敷于大椎穴上，再卧床、发汗，有利于减轻风寒感冒的轻症。

2.用湿毛巾或热水袋热敷大椎穴30分钟作用，可以缓解颈肩酸痛，还可有助于缓解疲劳。

方法三：拔罐法

用真空抽气管或火罐在大椎穴处拔罐，并留罐10~15分钟，肩部加拔几只火罐则效果更好。身体疲劳、季节变换每隔2日拔罐1次，有利于缓解疲劳、预防感冒。

方法四：艾灸法

艾条点燃后，对准大椎穴，温和灸15~30分钟。

方法五：热搓法

把双手掌心搓热，趁热放在大椎上，来回搓动，让热感从大椎向里渗透。

方法六：点揉法

深呼吸，在气止时用食指缓缓用力按压大椎穴，缓缓吐气；持续数秒，再慢慢放手，如此反复操作3~5分钟。此法适用于各种人群，而且不拘于时间，每天做1~2次即可。

> **注意啦！** 年幼、年老和骨质疏松的人在按摩过程中手法一定要轻柔，避免挫伤颈椎。

中脘穴

中脘穴是任脉上的重要穴位,是胃的募穴,同时还是任脉、手太阳小肠经、手少阳三焦经、足阳明胃经的会聚穴位。

穴名解析

中脘,"中"是指中间、正中;"脘"是指胃府,是胃的"募穴",因此称之为中脘穴。

定位取穴

中脘穴位于上腹部前正中线上,脐上4寸。取穴时,可采用正坐、站立或仰卧位,胸骨下端和肚脐连接线中点即为此穴。

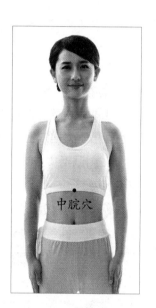

功效主治

中脘穴是健脾益气的要穴,体寒女性经常按摩中脘穴,不仅有利于促进消化、补充气血,还有利于保护人体阳明脉,抵御寒邪的侵袭,预防胃脘痛、呕吐、消化不良、腹胀等多种消化系统疾病。

刺激方法

方法一:按摩法

用掌心或四指并拢摩中脘穴,每次5~10分钟。也可以用食指和中指指端或掌根揉中脘穴,每次2~5分钟,以使腹腔内产生热感为佳。

以饭后半小时按摩较好,力度不可过大,以免出现疼痛和恶心。

方法二:艾灸法

点燃艾条,对准中脘穴,在距离皮肤上方2~3厘米处平行移动艾条,反复回旋进行施灸。每次灸10~15分钟,隔日灸1次,可温经通络、补气养血,有利于缓解女性脾胃虚寒、胃脘冷痛。

命门穴

命门穴是历代养生家较为重视的穴位之一。

穴名解析

"命",指人之根本;"门",指出入的门户。命门穴外输的阴性水液有维系督脉气血流行不息的作用,为人体的生命之本,故名命门穴。

定位取穴

命门穴位于腰背的正中部位,内连脊骨,第2腰椎棘突下凹陷处。取穴时,正坐直腰,用两手中指按住脐心,左右平行移向背后,两指会合之处为命门穴。

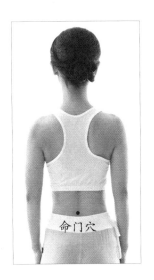

功效主治

按摩或艾灸命门穴,有培元固本、温肾壮阳、强健腰膝的功效,有利于治疗腰骶痛及肾阳虚衰之下肢痿痹、小腹冷痛、泄泻、尿频等症,对于女性手脚冰凉、关节怕冷、月经不调等诸多症状都可以起到很好的缓解作用。

刺激方法

方法一:搓揉命门穴

食指、中指、无名指三指并拢,用指腹搓揉命门穴,最好先搓尾骨,把尾骨部位搓热后,再沿尾骨搓到命门穴,每次搓5分钟,至穴位处有灼热感为宜。

方法二:擦命门穴

用掌根反复擦命门穴及两侧肾俞穴,以感觉发热发烫为度,然后将两掌搓热捂住两侧肾俞穴,约10分钟即可。

方法三:艾灸命门穴

将艾条点燃后,距离皮肤2~3厘米,对准命门穴艾灸,使局部有温热感而不灼痛为宜,每次灸15~20分钟,灸致局部皮肤产生红晕为度,隔日灸1次。

神阙穴

有些女性朋友肚子一受凉就会引起腹痛、拉肚子、感冒、痛经等病症，这是为什么呢？就是因为肚脐的关系，也就是神阙穴。

神阙穴是任脉上的重要穴位，中医认为，任脉属阴脉之海，与督脉相表里，共同司管人体的诸经百脉，所以，神阙穴是与诸经百脉相通的，能统属全身经络，内连五脏六腑、脑及胞宫。可以说，神阙穴是人体生命最隐秘、最关键的要害穴窍，是生命的原动力。没有神阙，生命将不复存在。所以，女性朋友要护好肚脐。

穴名解析

"神"，指神气、元神、生命力，"阙"指门楼、牌楼、宫门等，此穴意为父母或先天留下的神气通行的门户，因此得名"神阙"。

定位取穴

神阙穴位于脐窝正中，也就是肚脐眼儿。

功效主治

神阙穴作为元神的门户，是下焦的枢纽所在，又与胃、大小肠相邻，所以，刺激神阙穴可起到回阳救逆、开窍苏厥、温补脾肾、温经通络、理肠止泻的功效。因为脾阳不振或亏虚导致的消化不良、厌食、上吐下泻、四肢发凉怕冷、腹痛腹泻、肠鸣、痛经、不孕等症，可以通过刺激神阙穴来治疗。

刺激方法

方法一：揉中法

每晚睡前空腹，将双手搓热，双手左下右上叠放于肚脐，逆时针揉转，每次360下。

> **注意啦！** 揉肚脐时，最好是在空腹时进行，刚吃饱饭时不宜揉肚脐。

方法二：艾灸法

1.用艾条温和灸：点燃艾条后，对准神阙穴，在距离神阙穴2~3厘米上方处悬灸，以皮肤感到温热舒适能耐受为度。每次时间5~10分钟，每日1次，连灸10次为1疗程。秋冬寒凉季节艾灸神阙穴效果较佳。

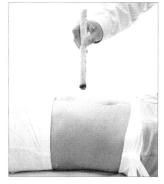

2.隔盐灸：先用纯净干燥的或炒过的食盐将肚脐填平，再把艾柱放在盐上点燃。也可以直接用点燃的艾条对准神阙穴隔盐灸。艾柱每次灸1~2壮（燃完1个艾柱为1壮），艾条每次灸5~10分钟。隔日或每3日1次，每月灸10次，冬至开始灸较好，可温通经脉、理气祛寒。

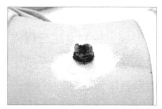

3.隔姜灸：将鲜姜切成0.2~0.3厘米厚的姜片，在姜片上扎出数个小孔，覆盖在肚脐上，将点燃的艾条对准神阙穴施灸。也可以将艾柱放在姜片上点燃施灸，当感觉到有灼痛感时，更换艾柱再灸。艾柱每次可灸3~5壮，艾条每次灸5~10分钟。隔日或每3日1次，每月灸10次，冬至开始灸较好，可补肾助阳、理气祛寒。女性朋友因受寒引起消化不良、腹痛、痛经时可采用此法。

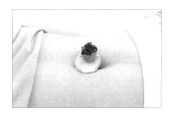

> **注意啦！** 脐部有损伤或炎症者不宜艾灸，另外，空腹时或刚吃完饭时也不宜艾灸。

足三里穴

中医有"若要身体安，三里常不干"的说法，民间也有"常按足三里，胜吃老母鸡"的说法，可见足三里穴有很强的保健作用。足三里穴是胃经的合穴，所谓的"合穴"就是指全身经脉流注会合的穴位，位于肘膝关节附近，经脉之气从四肢末端流注汇集至此，最为盛大，就好像水流合入大海一样，然后经气由此深入，进而会合于脏腑的部位，所以，合穴能治疗脏腑的疾患。

《四总穴歌》中有这样一句歌诀："肚腹三里留"，也就是说，足三里作为胃经的合穴，凡是肚腹脾胃方面的问题都可以找足三里来治。女性朋友们如果每天都能坚持刺激足三里穴，不但有利于补脾健胃，改善胃肠功能，还有利于扶正祛邪，增强机体的抗寒能力，益寿延年。

穴名解析

"足"，是指此穴所在部位为足部，"三里"，是指穴内物质作用的范围。此穴意指胃经的气血物质散于此处的开阔之地，形成一个较大气血场范围，如方圆三里那么大，故名"足三里"。

定位取穴

足三里穴位于外膝眼下3寸（约4横指），胫骨外侧约1横指处，左右各一穴。取穴时，用自己的掌心盖住自己的膝盖骨，五指朝下，无名指尽处便是此穴。

功效主治

刺激足三里穴，可激发全身气血的运行，调节胃液分泌，增强消化系统功能，

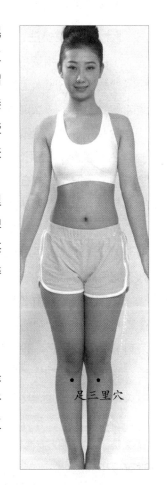

足三里穴

提高人体免疫力及延缓衰老。如果体寒女性有肚腹部的疾病，如慢性胃肠炎、慢性腹泻、胃寒等，可以按揉足三里穴。此外，足三里穴对高血压、冠心病、肺心病、脑出血、动脉硬化等心脑血管疾病也有预防作用。

刺激方法

方法一：按摩足三里穴

1.点揉法：坐位微屈膝，腰微前倾，用拇指指端点揉足三里穴，每穴每次5~10分钟，按压力度以有针刺样的酸胀、发热感为宜。点揉时的力度要均匀、柔和、渗透，不能与表肤表面形成摩擦，两侧足三里穴同时或交替进行点揉。

2.按压法：用指关节按压足三里穴，每分钟按压15~20次，每次按压5~10分钟，以有酸胀、发热感为宜。

注意啦！饭后1小时左右进行按摩效果更佳，若想要达到养生的目的，需长期坚持。坚持2~3个月，就可改善肠胃功能。

方法二：捶打足三里

取坐姿或平躺，一手握空拳，拳眼向下，垂直捶打足三里穴，捶打的力度要适中，每次捶打5~10分钟。然后用同样的方法捶打另一侧足三里穴。

方法三：艾灸足三里

1.温和灸：将艾条的一端点燃，对准足三里穴，在距皮肤2~3厘米处固定，进行熏烤，使局部有温热感而无灼痛。每穴每次20分钟，每周1~2次。

2.回旋灸：手持艾条，使点燃的一端与足三里处的皮肤保持一定距离，但不固定，而是向左右方向移动或反复旋转施灸，以局部皮肤发红又不烧伤为度。每穴每次20分钟，每周1~2次。

3.雀啄灸：使艾条燃着的一端与足三里穴不固定在一定的距离上，而是像鸟雀啄食一样，垂直穴位一上一下移动施灸。每穴每次20分钟，每周1~2次。

注意啦！胃酸过多、空腹烧心的人不宜灸足三里。

气海穴

气海穴是任脉上的重要穴位。

穴名解析

"气",是指气态物;"海"就是海洋,意喻广大深远、无边无际。本穴如同元气的海洋,故名"气海"。

定位取穴

气海穴位于腹正中线脐下1.5寸。取穴时,可采用仰卧的姿势,直线连接肚脐与耻骨上方,将其分为十等分,从肚脐3/10的位置,即为气海穴。

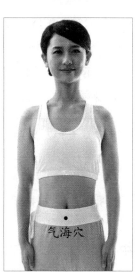

功效主治

按摩此穴,有培补元气、益肾固精、补益回阳、延年益寿的功效,有利于因阳气不足、生气之源导致的虚寒性疾病,以及女性月经不调、痛经、闭经、崩漏、带下、阴挺、恶露不尽、胞衣不下等妇科病证。

刺激方法

方法一: 按摩气海穴

将手掌紧贴于气海穴处,先顺时针按摩200次,再逆时针按摩200次。按摩过程中,动作要轻柔,画圈的范围可逐渐加大。

方法二: 艾灸气海穴

1.温和灸:将艾条点燃后,在距气海穴约3厘米处施灸,如局部有温热舒适感觉,即固定不动,可随热感而随时调整距离。每次灸10~15分钟,以灸至局部稍有红晕为度,隔日或每3日1次,每月10次。

2.着肤灸:施灸前先在气海穴上涂上少量凡士林或大蒜液,然后放置艾炷,从上端点燃,当艾柱燃烧剩下2/5左右,感到烫时就夹去艾炷,换炷再灸。一般灸3~7壮,以局部皮肤充血、红晕为度。此法适用于慢性虚寒症,比如咳嗽、哮喘、风寒湿痹等。

关元穴

关元穴为先天之气海，是人体一身元气之所在，是男子藏精、女子藏血的地方。此穴为任脉与足太阴脾经、足少阴肾经、足厥阴肝经的交会穴。

穴名解析

"关"有闭藏的意思，"元"指元阴元阳之气。关元穴内应胞宫精室，是元阴元阳闭藏的地方，因此称之为"关元"。

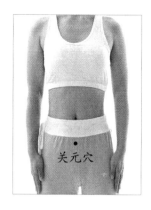

定位取穴

关元穴位于下腹部前正中线上，肚脐正下3寸（约4横指）处。取穴时，仰卧，从肚脐向下量取四横指即是此穴。

功效主治

此穴可培元固本、补益下焦，元气亏损的女性可艾灸或按摩此穴，对改善虚寒体质很有帮助。

刺激方法

方法一：按摩关元穴

可将双手交叠置于关元穴上，先稍微施力按压，然后快速用贴近皮肤的手做上下推搓的动作，直到被按摩部位产生温热感为宜。

方法二：艾灸关元穴

1.温和灸：将艾条点燃后，在距关元穴2~3厘米处施灸，每次灸15~20分钟，以灸至局部稍有红晕为度，隔日或每3日1次，每月10次。

2.着肤灸：在关元穴上涂上少量凡士林或大蒜液，放置艾炷，从上端点燃，当艾炷燃烧剩下2/5左右，感到烫时就夹去艾炷，换炷再灸。每穴灸5壮，灸至小腹温暖舒适、局部皮肤红晕发热为度。隔日灸1次，每月灸10次。

风池穴

风池穴是足少阳胆经上的重要穴位。

穴名解析

"风",指穴内物质为天部的风气;"池",屯居水液之器也,指穴内物质富含水湿。本穴物质为脑空穴传来的水湿之气,至本穴后,因受外部之热,水湿之气胀散并化为阳热风气输散于头颈各部,故名"风池"。

定位取穴

风池穴位于颈部,当枕骨之下,与风府穴相平,胸锁乳突肌与斜方肌上端之间的凹陷处,距离头部中心线两指宽的距离,左右各一穴。取穴时,正坐抬头,将拇指放在头的枕部两侧,轻轻地往下滑动,下滑过程中会感觉到有一个地方突然下凹了一下,此凹陷处即为风池穴。

功效主治

刺激此穴可起到清头明目、祛风散寒、通利空窍的功效,为治疗头、眼、耳、目、口、鼻、脑疾患的常用要穴。女性朋友如果因受寒导致头痛、颈项强痛、感冒、鼻塞等症,可以通过刺激风池穴来缓解症状。

刺激方法

方法一:按揉法

端坐,将双手食指和中指并拢分别按住两侧风池穴(或双手十指自然开张,紧贴枕后部,以双手拇指分别按揉两侧风池穴),按顺时针和逆时针方向各按揉60~100次,以穴位处发热且稍感酸胀为好,每天早晚各1次。

方法二:刮痧法

刮拭前先在风池穴及其上下浮动5~10厘米处涂抹适量刮痧油,然后从上往下刮痧,刮10~20次即可,对侧亦然。在感冒初期,刮拭风池穴可祛风散寒。

阳池穴

阳池穴是手少阳三焦经的原穴。所谓的原穴就是指人体的脏腑原气输注、经过、留止的穴位，通常位于腕、踝关节附近。

穴名解析

"阳"，天部阳气也；"池"，屯物之器也。阳池穴意指三焦经气血在此吸热后化为阳热之气，如阳气生发之池，故名"阳池穴"。

定位取穴

阳池穴位于手腕部位，即腕背横纹上，前对中指、无名指指缝。取穴时，将手背往上翘，在接近手背的一侧会呈现褶皱，在褶皱中心处按压，会有痛感，这便是阳池穴。

功效主治

经常按摩或艾灸阳池穴，可增加人体内的阳气，调整三焦经的气血，促进体内气血的通顺，使更多的阳气运送到肢体的末端，从而改善手脚冰凉、四肢发冷等症状。所以，女性朋友出现由阳虚、寒湿及气血瘀积所引起的疾病，可以通过刺激阳池穴来调治。

刺激方法

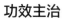

方法一：按压法

先用左手拇指按压右手阳池穴，力度迟缓增进，按50次，然后用同样的方法按压另一侧阳池穴，最好天天都坚持做。

方法二：艾灸法

点燃艾条，在距离阳池穴上方2~3厘米处施灸，每穴每次灸5~10分钟，以局部发热发烫为宜。

涌泉穴

涌泉穴又名地冲穴，是人体肾经的首穴，为全身腧穴中位置最低的一个，亦是补气关键穴位之一。

穴位解析

"涌"，向外涌出的意思；"泉"，指泉水。《黄帝内经》上说："肾出于涌泉，涌泉者足心也。"涌泉穴名字的意义是指肾经的经气由太阳经的阳气转入而来，促使肾经经气的生发，如同天一生水滋润万物。

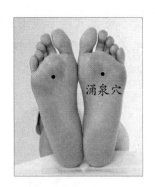

定位取穴

涌泉穴在足底部，蜷足时足前部凹陷处。取穴时，可采用正坐或仰卧、跷足的姿势，涌泉穴位于足前部凹陷处第2、第3趾趾缝纹头端与足跟连线的前1/3处。

功效主治

此穴具有益精补肾、滋养五脏的作用，经常按摩，对活跃肾经内气、固本培元、延年益寿有很大助益。

刺激方法

方法一：按摩法

在床上取坐位，双脚自然向上分开，或取盘腿坐位。然后用双拇指从足跟向足尖方向涌泉穴处，做前后反复的推搓；或用双手掌自然轻缓地拍打涌泉穴，以足底部有热感为适宜。

方法二：艾灸法

用艾灸或隔药物灸，每日1次，至涌泉穴有热感上行为度。

方法三：足浴法

用热盐水浸泡双足涌泉穴。热水以自己能适应为度，加少许食盐，每日临睡觉前浸泡15~30分钟。

第六章

做做热身运动，由内而外暖起来

生命在于运动。对体寒的女性来说，运动同样是祛寒暖身的一个重要方法。很多女性容易受寒，一个重要的原因就是不爱动，如果选择能让身体充分发热又可以锻炼肌肉的运动，就不仅健体更暖身。快步走、跑步、瑜伽、八段锦等，都是适宜女性的运动方式，体寒女性可以尝试做一做，让身体由内而外暖起来。

快步走

快步走，不只代表了一种运动，更加代表了一种生活态度，让人觉得充满活力和朝气。很多女性想运动，也需要运动，但是就是不运动。当然，她们的理由有很多，顾虑也有很多。其实，只要走出去，简单地走一走路，就是对身体的锻炼，就能提高身体的各方面功能。对于体寒女性来说，选择快步走不仅可以强身健体，还可以起到祛寒暖身的作用。

❋ 快步走，提高体温祛寒邪

快步走是祛寒的一种有效运动。人在行走时，肌肉系统就像一个转动的水泵，能把血液推送回心脏。快步走可以加快肌肉的运动，能促进全身的血液循环，有利于提高氧气的消耗，还能增加心脏的起搏力度，对改善脚部供血不足、脚部冰冷很有好处。

寒冷季节，女性朋友如果久居在暖气房里或是在空调之下享受温暖，身体得不到有效锻炼，从长远来看，对改善易寒体质是没有多少好处的。不妨学学快步走健身法，不仅能够驱寒暖身，还能够起到锻炼身体的效果。

❋ 快步走要"走"对方法

快步走的正确姿势

快步走时注意正确的姿态会事半功倍，也可以最大限度地保护身体。

1.挺胸抬头，展开双肩，让肩与臀保持在同一条与地面垂直的直线上。

2.自然摆臂，注意臂不要摆到肩以上。

3.步伐要大，速度要快。

4.将腰部重心置于所踏出的脚上，走时要积极使用全身肌肉，这样有助于减轻腰痛、肩痛，并可改善内脏功能。

5.不能将臀部靠后，否则会增加脊柱和腰部负担，不能达到最佳运动效果。

快步走的时间和强度

一般来说，步速在3公里/小时以内为散步，3.6公里/小时为慢行，4.5公里/小时为自然步行，5.5公里/小时才为快步走。

快步走10分钟应该为1公里左右路程（老年人、体弱者可略慢），即大概每分钟应走120~140步。这样，心率才能达到最大心率的70%，满足中小运动强度要求，才可对心肺起到良好刺激，达到应有的健身效果。如果想要使有效步数更精确的执行，可以借助于计步器等工具来帮忙，更准确地计算你的步数。

女性朋友的快步走要根据自身的体能状态，坚持每日30分钟，可一次走完，也可根据个人时间分几次累计完成。就强度来说以行走时微汗、微喘、可交谈但不能歌唱，走完后感觉轻微劳累为宜。

快步走的注意事项

1.热身：快步走之前要先热身，做胳膊扩展、两腿拉伸等动作，身体稍微发热，即可开始快步走，这样可以防止身体酸痛等不适。

2.鞋袜：鞋袜一定要合适，要舒适、透气，走路轻快，不能过紧，也不要过于宽松，以免脚过早疲劳，且容易受伤。不要穿有跟的鞋，最好是选择平底的运动鞋。选择尺码合适的鞋子。

3.喝水：快步走之后不要立即喝水，否则出汗会更多，带走身上必要的盐分，可以等稍微缓一会儿、心率不再猛跳的时候，喝适量温热水。

4.缓冲：快步走之后，不要立即突然停下，要改为散步或倒走几分钟效果更好，给身体一个缓冲的过程。

5.休息：快步走又散步几分钟之后，停下来，拍打小腿和大腿，缓解肌肉僵硬与压力，利于恢复体力，更利于腿部肌肉均匀呈线条。

6.间断：在快步走的过程中，不要停一下走一下，这样是没有效果的，最好在设定的时间内一次走完。

跑步

跑步不是为了刷步数,也不是为了拍照发朋友圈,而是要从为自己的健康出发,实实在在地去跑。只有用心地跑了,身体得到了锻炼,才有可能使身体热起来,改善自己的体质。任何的作秀、假装都是没有用的,因为身体是真实的,不会跟着假装健康。

跑步出汗排出寒气

提起运动,不少人想到跑步,跑步的好处很多,而且跑步对人体的作用是比较全面的。跑步可以活动颈部、肩部和四肢,加速血液循环、保护视力、保护心脏等。

对于体寒女性来说,排寒热身非常重要。跑步的过程中身体的各个部位都要活动,四肢活动更多。随着大幅度的活动,血液循环加快,呼吸加快,排出大量的汗水。寒气排出身体的途径之一就是随着汗水排出,跑步的过程中,不停地出汗、大量地出汗,就是排出寒气的过程。

很多女性都有经历,在跑步的过程中会感觉很累,有点难受,但是跑完步,休息一会儿,喝点水,缓和一下,就会觉得身体很舒服。这就是在跑步的过程中,体内的不良物质、寒气排出,带给人的舒爽。

跑步需要合适的装备

跑步需要装备吗?从粗放的角度来讲,需要一些简单的装备;从精细的角度来讲,需要很多的装备。爱美的女性去跑步,更需要装备,这些装备可以不是专业化的,但是一定要是适合跑步的。

下面来说一说"装备",就是跑步前需要穿着的衣物。

1.衣服:最好选用宽松舒适、适合运动的衣服,普通的长款、短款的棉质运动服都行。有条件可以选用速干衣,干得更快,避免衣裤被汗水浸湿后贴在身上,有利于避免感冒。

2.鞋:普通的运动鞋就可以用来跑步,如果有更为专业一点的跑鞋,更好。

3.袜子:跑步的时候,脚与鞋子之间的摩擦很大,最好穿着合适的袜子,一般来说,普通的棉袜就不错,吸汗还能保护脚。

跑步的方法要正确

跑步的正确姿势

1.脚的着地方式：慢跑者以足中和脚跟着地，这样可以减轻震动，缓解对小腿肌肉和足腱的压力，同时为下一个迈步做好准备。

2.臀部和头部的姿势：脚着地时脚应该在重心线的末端，也就是头臀脚三点成一线。头部保持正和直，目光看向正前方。

3.手臂的姿势：手臂不要僵直，保持放松，自然弯曲在腰线以上，不要太高或太低。两个手臂前后交替摆动，使腿部相应反方向运动。

4.呼吸：保持深度的和规则的呼吸，用口呼吸或口鼻同时呼吸，保证吸入足够多的氧气。

跑步的时间和强度

体寒女性跑步一定要注意循序渐进，量力而行。一般来说，女性跑步30分钟，或是5公里，以跑步后感觉不疲劳为宜。

心率在每分钟140次左右较好，也不能太快了。

女性在跑步时，每次持续运动30~60分钟，每周坚持锻炼3~5次的话，这样的跑步锻炼效果较好。

跑步的注意事项

1.跑步前一定要将身体活动开，否则很容易受伤。

2.跑步的好处很多，但并不是所有的人都适合跑步，比如心血管疾病、严重肥胖、糖尿病、膝关节曾受过严重伤害的患者，都不适合跑步。

3.跑完步千万不要马上停下休息，做一些力所能及的腰、腹、腿、臂的活动。

4.跑步后要拉伸腿部韧带，简单又适合女性的是站直，两腿伸直，弯腰用手够脚尖，也可以用脚抵住台阶，身子向前倾，或者弓步压腿。

5.跑步时和跑步后，要注意保暖，不要因为出汗多而减去大量衣物导致感冒等。

6.适时补充水分，跑步后稍微休息一会儿，大概5~10分钟，再饮用淡盐水或温开水，但要避免喝凉水或冰镇饮料。

瑜伽

很多女性不爱出门运动，尤其是天气寒冷的时候，更让人难以打起精神活动，就连那些平时喜欢步行、跑步、骑自行车的人可能也不想动了。这时，建议女性朋友们不妨练习瑜伽，不用出门，在温暖舒适的家中即可进行，通过练习瑜伽的各种姿势，可调和、增强、平衡与伸展身体，不仅能锻炼身心，瘦身减肥，还可以祛寒暖身。

暖身瑜伽，为你祛寒保暖

瑜伽通过很多拉伸和扭转动作，伸展、拉伸并放松肌肉，使手臂、腰部、腿部、臀部的肌肉得到锻炼。在练习瑜伽的过程中，身体的各部位都在运动。扭转身体时，静脉血从各个器官组织被挤压出来；放松时，新鲜的动脉血回流到各个器官组织；倒立时，下肢的血液回流到心脏，滋养头部和面部；伸展肌肉时，淋巴循环得到了促进……身体在运动，各部位在运动，"热"遍全身，当然就可以祛寒保暖了。

调息、冥想、休息术是瑜伽的精髓，呼吸自然、身心放松、不急不躁、缓慢轻灵是瑜伽练习的基本要求。女性在练习瑜伽的过程中，不急不徐地，身体得到锻炼，心情得到放松。

练习瑜伽需要的装备

对于初练瑜伽的女性来说，又想享受瑜伽，但又不知从何做起。选择一些实用的瑜伽装备是重要的前提。

1.瑜伽垫。在练习瑜伽的时候，一张专业舒适的瑜伽垫是必不可少的装备，不能用普通的垫子来替专业的瑜伽垫。瑜伽垫有适度的厚度、独特的材质，可以起到减震、防滑的作用，能够保护在做瑜伽时的安全，避免出现擦伤的现象。

2.瑜伽服。瑜伽是非常消耗体能的一项运动，为了能让动作舒展到位，选择一款专业的瑜伽服是非常有必要的，同时科技的面料能够达到吸汗排湿的效果。

3.瑜伽球。对于刚刚练习瑜伽的女性来说，有许多姿势做不到位，在这时需要借助一些辅助工具来帮忙。瑜伽球就是一种多用途的瑜伽辅助工具，可以用来支撑身体的某个部位，以完成特定的瑜伽动作，同时还能用来协助身体的平衡。

❋ 暖身瑜伽怎么做

气温下降时，人体新陈代谢减慢，女性朋友们暖身瑜伽练起来吧。暖身瑜伽，动作简单优美，暖身又减肥，很是吸引人。

风吹树式

双腿分开跪立在瑜伽垫上，大腿与小腿成90°，上半身保持正直，手臂侧平举，随呼吸，分别向左向右侧弯及腰部向下，同时带动手臂，做10组。

跪姿扭髋式

双腿并拢跪立在瑜伽垫上，双手相交于头顶，十指交叉翻掌向上，随呼吸分别将臀部向左右两侧坐下去，同时弯曲上半身向下，做10组。

眼镜蛇式

上半身向前挺进，大腿着地，腹部拉伸，上半身挺直，完成眼镜蛇式，随后头部绕脖颈顺时针和逆时针各转动5次。

三角侧伸展式

弓步站立，左大腿和小腿弯曲90°支撑在前，右腿蹬直在后，右手按在身前，左手臂向上伸展，目光看向天花板，在这个姿势保持至少5次呼吸后，换右腿在前，重复。

练习瑜伽的注意事项

1.瑜伽需在专业人士指导下练习，不正确的练习可能会给身体带来一定伤害。如果没有专业人士指导，就要先热身，就是准备练习，可以做一些简单的瑜伽动作，让身体慢慢适应起来，如果没有适当的准备练习，就很容易紧张，一旦不能支撑住时，关节就会使劲，身体就很容易受伤害。

2.练习瑜伽时不要一开始就做高难度的动作，要循序渐进，避免身体受到伤害。

3.练习瑜伽千万不要勉强，不一定每天都要做，只有在心情好、身体感觉好、时间空闲时做瑜伽，才会事半功倍。

微运动

白领女性长期伏案，固定一个姿势写字、办公，容易使颈椎疲劳，腿部麻木，出现骨质增生、头晕、头痛、静脉曲张等症状。按中医来说，身体慢慢积累了寒气。微运动虽然不能大汗淋漓，将寒气排出。但是，适当地运动一下，让女性调整一下生活节奏，却是可以不让寒气侵入身体，使寒气不能积累。

在运动过程中，要注意循序渐进，最好运动量由小开始，逐渐增加，达到刚好出汗的效果，不要太剧烈，以免引致疲劳。一般来说，微运动进行的时间在10~15分钟，依据年龄、个人体质差异、季节及气温不同，微运动所需的时间也会不同。天气冷时，运动时间可延长至20分钟。

❋ 赶走寒气，微运动花样多

靠墙站立

方法：站在墙边，脚跟并拢成45°，脚后跟贴墙，身体直立，手和上臂自然地下垂在身体两侧，后脑勺和后背也贴墙。

功效：在空间密集的办公室格子间，吃完午饭后，贴着墙，端端正正地站着，有助于对食物的吸收和消化，胃部不受寒。站立时，四肢相对紧张，血液循环较之于坐着不动而有所改变，四肢也不积寒。

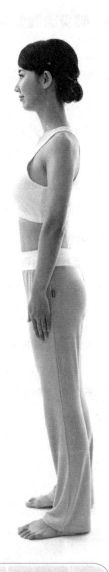

> **注意啦！** 这样的姿势看起来很轻松，真正做起来，却有些累人，所以持续时间不宜太久，以10分钟为限，太久了会不利于下半身血液循环。

前后收肩

方法：坐姿，两肩前外侧缓慢用力，向内收至极致，两臂不要用力；内收至极致时整个背部、两肋部肌肉被拉紧；慢慢放松，接着两肩后外侧缓慢用力，向后收至极致，外放至极致时上背部肌肉急剧收缩，练后背部有酸、涨、热的感觉，连续做3~5次，最后突然放松。

功效：可放松颈部和肩膀，改善肩背部血液循环，防止寒气入侵肩背；还有利于预防驼背，增加肺活量，增强机体免疫力，促进肩颈背部疲劳恢复，预防肩颈背部疾患。

左倾右倒

方法：坐姿，挺胸、挺腹坐直，上体向左直体倾倒，左手好像捡地面上的东西，尽量左倾，1分钟后坐正。然后换为右侧，同样坚持1分钟。左右交替进行，慢慢发力，动作幅度由小到大，以腰部两侧的肌肉有被拉伸的感觉为好。

功效：可拉伸腰部两侧的肌肉，使腰部肌肉变紧实，消除腰部两侧赘肉，腰腹部的寒湿之气，也随之消除，让女性摆脱水桶腰的同时，去除寒气。

鼓腹呼吸

方法：坐姿，先放松腹部肌肉，鼻子用力吸气时腹部尽量鼓起，呼气时腹部最大限度吸腹，腹部越瘪越好，坚持2~3分钟。

功效：可以增加呼吸深度，加大了氧气供应，提高肺换气的效率。腹部一鼓一吸牵动肠管运动，促进胃肠蠕动，消除肠胃寒气，不至于因为运动太少而导致胃寒。

> **注意啦！** 做鼓腹呼吸运动时，会有便意、逆嗝、排气的现象产生，女性在办公室做此活动时，一定要小心哦。另外，餐后1小时内不要做此练习，容易胃下垂。

爬楼梯

方法：午休时间，在办公室大楼里爬爬楼梯，减少坐电梯。上的时候可以两步一个台阶地上，下的时候是一个台阶一个台阶地下。爬完楼梯做做拉伸动作，放松一下，尤其是大腿和小腿。

功效：提高心血管、肺功能，强壮心肌，增加肺活量，促进全身的新陈代谢。增加下肢肌肉力量，强壮骨骼，提高膝关节部位软组织的韧性。

八段锦

八段锦是优秀的中国传统保健功法，古人把这套动作比喻为八匹绫罗绸缎那样美好珍贵，名为八段锦。视其为：祛病健身、效果极好、编排精致、动作完美。八段锦分为八段，每段一个动作，简单易学，节省时间，对女性来说，祛寒暖身的效果也非常显著。

练习八段锦，强身体，祛寒邪

女性平时练习八段锦，既可以学习和感受中国传统文化，还可以活动关节、发达肌肉、增长气力、强壮筋骨、提高机体抗病能力。很多女性总觉得手脚冰凉，四肢发冷，这就是血液循环不太好的表现。八段锦动作缓慢，但是却能把身体各个部位都拉开，使身体得到伸展，能加强身体血液循环，去除体内寒气，让四肢慢慢变得暖和。

一套八段锦做完大约需要10分钟，一般做完3遍身体微微出汗。特别是体寒、体质比较虚弱的女性，练习八段锦，在短时间之内其效果可能不会太强，但是时间长了，会变得越来越好。

两手托天理三焦

【动作要领】

自然站立，双手掌心向上，中指相接置于小腹。手上提至胸口高度，双掌翻转（掌心向下）下压，慢慢下压至小腹前。再慢慢上提至脸前翻掌（掌心向上），上提至头顶上，手臂伸直，手掌托天，两眼向上看。两手分开如抱球状后，再往下放，慢慢放下。全程依顺序重复做两轮后，恢复自然站立姿势。

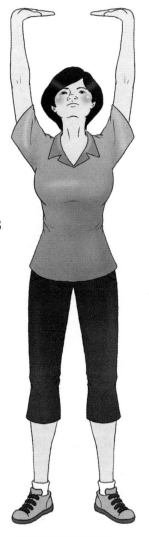
▲ 两手托天理三焦

【功效】

拉长各关节周围的肌肉、韧带及关节软组织，对预防肩部疾患、颈椎病等具有良好的作用。通过两手上托，缓慢用力，保持抻拉，可使三焦通畅，气血调和。

【注意事项】

手臂上举时，注意要用两臂贴住耳朵，因为三焦也是走耳部的。年龄大的女性手臂上举时可慢一些，根据自己身体的情况调整上举的高度。

❋ 左右开弓似射雕

【动作要领】

两脚平行开立，与肩同宽，呈马步式。两手自然收于身体两侧，静立。吸气，双手上提，交叉于胸前。以左式为例，呼气，左手握拳，食指与拇指呈八字形撑开，左手缓缓向左平推，左臂展直，同时右臂屈肘向右拉回，右手如拉弓状。眼看左手食指与拇指之间。保持拉弓的姿态，同时闭气片刻，大约10秒钟。吸气，两手回收，交叉于胸前。右式同左式。

【功效】

改善胸椎、颈部的血液循环，同时对上、中焦内的各脏器尤对心肺给予节律性的按摩，因而增强了心肺功能。女性炼习此式，有利于改善内循环，增强体质，升阳护体。

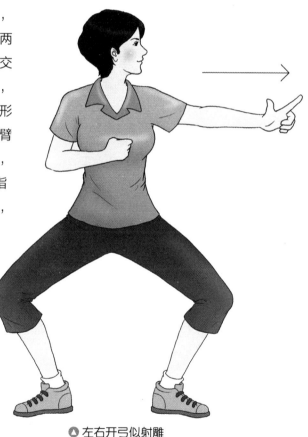

△ 左右开弓似射雕

【注意事项】

开弓时马步的膝关节不得超过脚尖，两掌侧撑时移为横裆步。在练习过程中，要根据自身情况调整马步高度，不可强求，避免动作变形。

❀ 调理脾胃臂单举

【动作要领】

吸气，双手由体侧上提至胸前。以右式为例，呼气，随之右手自身前成竖掌向上高举，继而翻掌上撑，指尖向右，同时左掌心向下按，指尖向左，呈遥遥相对的姿态。保持向上托下按的姿态，同时闭气片刻，大约10秒钟。左式与右式动作基本相同，惟方向相反。

【功效】

一手上举，一手下按，上下用力对拉，使两侧内脏器官和肌肉进一步受到牵引，特别是使肝、胆、脾、胃受到牵拉，使胃肠蠕动和消化功能得到增强，久练有助于预防胃肠病。

【注意事项】

上举和下按时两掌放平，指尖摆正；在肘关节稍屈的状态下体会两肩充分拉伸。

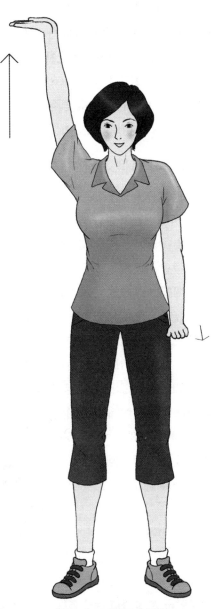

▲ 调理脾胃臂单举

❁ 五劳七伤往后瞧

【动作要领】

两脚平行并拢站立。两臂自然下垂或叉腰。以左式为例，头颈带动脊柱缓缓向左扭转，眼看后方，同时配合吸气。头颈带动脊柱徐徐向右转，恢复前平视。同时配合呼气，全身放松。右式与左式动作相同，左右相反。如此左右后瞧各 4~8 次。

【功效】

头颈的反覆扭转运动能加强颈部肌肉的伸缩能力，有利于改善头颈部的血液循环，缓解神经疲劳；身体的扭转可促进五脏的健壮，对改善静脉血的回流有更大的效果。

【注意事项】

练习时要精神愉快，面带笑容，乐自心田生，笑自心内，只有这样配合动作，才能起到对五劳七伤的预防。另外，此式不宜只做头颈部的扭转，要全脊柱甚至两大腿也参与扭转，只有这样才能促进五脏的健壮，达到理想的锻炼效果。

❁ 摇头摆尾去心火

【动作要领】

蹲马步，身体坐正，双手虎口向内，掌心向下放在膝盖上方约15厘米处。先做右弓箭步(右弓左箭)重心移至右脚，左脚伸直，眼看右前方。弯腰，眼看右脚尖，将重心移至两脚中央，体重平均落在两脚掌上，身体坐正，眼睛向前看。左右脚互换动作，最后缓缓深长呼气，并步收脚，同时全身放松。

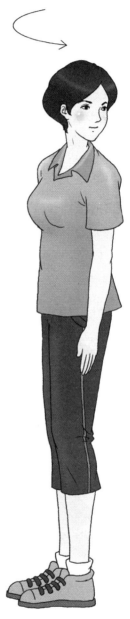

▲ 五劳七伤往后瞧

【功效】

下蹲、摆动尾闾，可刺激脊柱、督脉等，摇头可刺激大椎穴，有利于疏经泄热、去除心火；摇头摆尾，旋转身体，可放松精神，提高全身各器官、各系统的功能，增强体质。

【注意事项】

在马步状态下转动尾闾有一定难度，可以将动作分解练习，先体会头部摇转，再体会尾闾转动，最后将转头和转动尾闾结合起来。

❋ 两手攀足固肾腰

【动作要领】

松静站立，两膝挺伸，两足相并。两臂平举自体侧缓缓抬起至头顶上方转掌心朝上，向上做托举。稍停顿，两腿绷直，以腰为轴，身体前俯，双手顺势攀足，

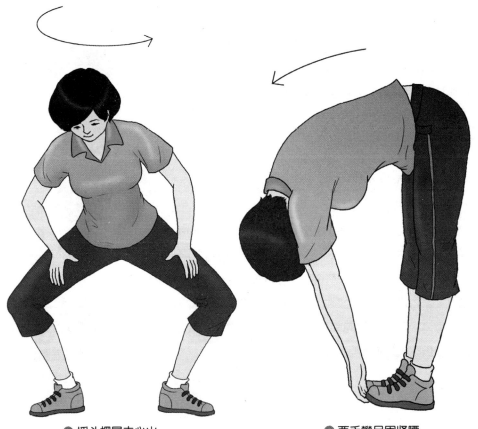

◐ 摇头摆尾去心火　　　　　　　　◐ 两手攀足固肾腰

稍停顿，将身体缓缓直起，双手右势起于头顶之上，两臂伸直，掌心向前，再自身体两侧缓缓下落于体侧。上身前俯，同时两手从后腰命门开始沿双腿后侧下行攀握两足跟。双手绕足1周后，上身慢慢直立，同时双手沿双腿内侧上行至脐下3寸丹田处，恢复直立。循环反复。

【功效】

这一段动作，既有前俯，又有后仰，可充分伸展腰背肌肉，同时两臂也尽量向下伸展，坚持练两手攀足可使腰肌延伸而受到锻炼，使腰部各组织、各器官、特别是肾脏、肾上腺等得到增强，既有助于预防常见的腰肌劳损等病，又能增强全身功能。

【注意事项】

在身体充分前屈中，两掌尽力向下推摩，如果由于韧带原因，不能推至脚跟时，可在脚跟之上小腿处完成余下的导引动作，切不可弯曲膝关节。

❋ 攒拳怒目增气力

【动作要领】

两脚开立，成马步桩，吸气，两手握拳分置腰间，拳心朝上，两眼睁大。呼气，左拳向前方缓缓击出，成立拳或俯拳皆可。击拳时宜微微拧腰向右。吸气，左肩随之前顺展拳变掌臂外旋握拳抓回，呈仰拳置于腰间。呼气，右拳向前方缓缓击出，成立拳或俯拳皆可。击拳时宜微微拧腰向左。吸气，右肩随之前顺展拳变掌臂外旋握拳抓回，呈仰拳置于腰间。上述动作，左右手各9次。呼气，落掌，起身，收脚。

【功效】

怒目瞪眼看起来有些不雅观，但是有利于刺激肝经，使肝血充盈，肝气疏泻，去除内脏寒气。十趾抓

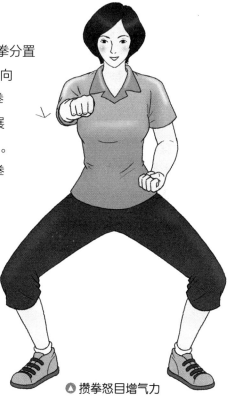
⬤ 攒拳怒目增气力

地、攒拳、旋腕、手指抓握动作,刺激足三阴三阳十二经脉的俞穴和督脉等,使全身筋肉结实,气力增加。

【注意事项】

左右冲拳时怒目瞪眼,同时脚趾抓地,扭腰顺肩,力达拳面,旋腕要充分,五指用力抓握。

❋ 背后七颠百病消

【动作要领】

两脚平行开立,与肩同宽,或两脚相并。两臂上提耸肩,脚跟提起,同时配合吸气。两臂自身前下落,脚跟亦随之下落,并配合呼气。全身放松。如此起落4~8次。

【功效】

这个动作简单,颠足而立,拔伸脊柱,下落振身,可以放松身体、疏通经络、按摩五脏六腑,十分舒服。并将所有紧张、污浊病气的"浊气"自头向涌泉引之,排出体外。女性修炼此式,不仅有利于排出体内寒气,还有利于调节精神,放松心情。

【注意事项】

做拔跟提气这一动作时有一点要特别注意,就是吸气时要收缩肛门,呼气时松开。这个小小的细节可以提升阳气、气归丹田、温煦五脏而益寿延年,并能预防脱肛、痔疮、阳痿、早泄、遗尿、尿频等疾病。

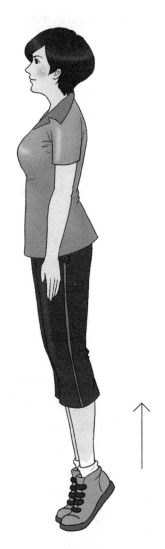

▲ 背后七颠百病消

第七章

祛寒防寒，女人的特殊时期更要暖

"女性本弱，为母则刚。"女性只是一个女人的时候，是娇弱的，走路不知道东南西北，太阳太晒了不愿出门，天黑了不敢回家……可是，一旦女性成了妈妈，却变得很强大，开得了车、带得了路、陪得了学、玩得了攻略……不论是娇弱的还是强大的，女性总归是女性，有着与男性不一样的身体性质，体质偏寒，而且女性还有月经期、怀孕期、月子期、更年期等特殊时期，在特殊时期女性的身体会更加的虚弱，所以在特殊时期女人要更加注重保暖祛寒。

月经期，保暖是要点

月经期是女性最为特殊的时期之一，是女性身体抵抗力较弱的时期，同时，也是调养的时期。女性在月经期间，因月经失血，尤其是经血量过多的女性，血液中的主要成分血浆蛋白、钾、铁、钙、镁等流失。有的人可出现畏寒怕冷、食欲差、腰酸、疲劳等症状，本来就有体寒的女性感受更为强烈。

比如有的女性月经期本就容易拉肚子，加之受寒或大量食用冷饮，刺激胃肠道过度蠕动，继而发生腹痛、腹泻，或是子宫痉挛引起疼痛。

月经期身体受寒，容易气滞血凝，继而导致月经失调或痛经。曾经没有痛经的，这次可能因为受寒，也会出现痛经；若是曾经就有痛经的，月经期间就一定会痛的更厉害了。因此，女性朋友们在月经期首要是防寒，还可以利用月经期进行调养，让自己"暖"起来。

月经期，吃温热食物可补气暖身

女性在月经期会流失大量的血，身体的免疫力、抵抗力等都有所下降，补气暖身的食物可以适当地吃一些，如猪肝、鸡肉、鸽肉、核桃、阿胶、海参、菠菜、淡菜、羊肉、牛奶、红糖等；还可以多喝一些热汤，乌鸡汤、红枣鸡汤都是月经期间特别好的选择。避免生冷寒凉的食物，如各种冷饮及西瓜、香蕉、梨等性质寒凉的水果，以免造成行经不畅，引起痛经；酸性食物尽量少吃或不吃，如醋、山楂、草莓、酸枣、杨梅等，因为酸能收敛，容易使经血涩滞，不利于经血的畅行和排出。

这里给大家推荐一款适宜月经期调养暖身的食谱。

红糖红豆汤

【材料】：红豆50克，红糖20克。

【做法】：

❶ 将红豆择洗干将，浸泡2小时。

❷ 将红豆放入锅中，加入适量清水，水一定要盖过红豆，大火煮开后，转小火煮1小时。

❸ 加入红糖调味，即可。

【功效】：祛寒暖身，补气养血。女性在月经期喝一碗热乎乎的红糖红豆汤，可以舒缓月经期的不适感。

第七章 祛寒防寒，女人的特殊时期更要暖

✿ 月经期，生活起居上如何防寒保暖

来月经的时候子宫是比较脆弱的，特别容易受到外界寒冷空气的刺激。所以，这期间女性在生活起居上要特别注意防寒保暖。

月经期穿衣得当不受寒

女性在月经期间要多穿一点衣服，最好是穿一些贴身的衣服，以保障肚腹不受寒，夏天的时候，可以穿得清凉一点，但是也最好不要把肚子晾在外面。除此之外还可以在肚子上贴暖宝宝，贴的时候一定要注意把暖宝宝贴在衣服上，不要直接贴在肌肤上。

月经期还要保护好腿，不要让下半身着凉，月经期间，女性不要久坐冰冷的凳子。注意脚部保暖，春夏之交不要过早暴露双腿、过早穿短裙，穿裙子的话，最好要穿厚羊毛袜打底，以防寒从脚下生。

避免接触冷水

经期女性要避免接触冷水，特别是腰腹部不能受寒，像游泳、冷水浴、下水田等这些容易受寒的行为都应避免，因为月经期间如果受到突然和过强的冷刺激，可能会引起经血过少或痛经。

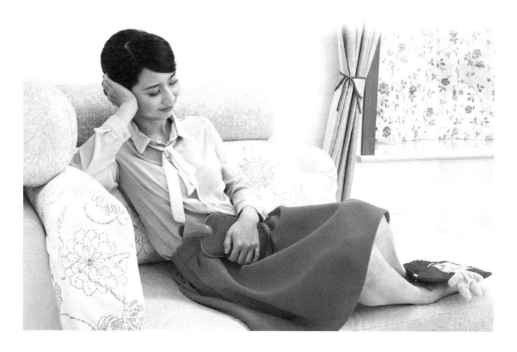

注意休息,避免过劳

月经期间女性要注意休息,保证充足的睡眠时间,尽量不要熬夜,避免过度劳累,否则气血消耗会更为严重,也会使身体更容易受寒邪侵袭。

适度运动

为了让经血顺利排出,女性在经期要坚持适度运动,千万不要因为身上不舒服就总是躺着或坐着。但是,也不能做剧烈运动,因为这个阶段身体易疲乏,还可能出现痛经,剧烈运动会加重这些不适症状。

经期第1~3天:以较为轻柔、舒缓、放松、拉伸的运动为主,通过这些轻运动帮助身体血液顺利流通、缓解压力。运动期间,一定要避免对腹腔施压、避免将腿抬得过高,否则会引起月经过多或经期延长。如果感到疲劳或发现出血量突增或暴减,应立即停止运动。

经期第4~5天:可进行快走、慢跑等有氧运动,但要避免一些球类及负重较大的运动。

❉ 月经期受寒的对症处理

血运不畅

症状表现:月经前腹胀,下腹部突出,经期会便秘;经血颜色暗红,质感黏稠,甚至还会有猪肝样的血块;经血量一般第1天比较少,但是第2天与第3天起突然变多;经期较长,一般在7天以上。

调理方法:多吃黑色、红色、紫色食物,少吃寒性食物,蔬菜最好都是经过加热处理;可以喝玫瑰花、红花、山楂茶来使气血调和;忌久坐,应适量活动,促进盆腔的血液循环,避免受寒。

畏寒怕冷

症状表现:经期腹部感觉寒冷,痛经严重,遇凉更加明显,抱个暖水袋或者采取一些其他保暖方法会觉得舒服一点;经期常推迟,且会持续7天以上,经血暗红色,并夹杂血块。

调理方法:平时吃温性食物,可喝姜茶或肉桂茶;经期注意保暖,下半身避免受凉,否则痛经会更严重。

怀孕期变化多，时刻注意不受寒

女性因为怀孕而改变了，不仅仅是身份的变化，更多的是身体的变化。怀孕期女性如果受了寒，可能会感冒，另外还可能出现腹痛、腹泻、胎动加剧、流产等其他更严重的情况。而且受寒后最大的问题就是如何治疗，如果服用或注射药物，多数药物能通过胎盘进入胎宝宝体内，或多或少对胎宝宝有不利的影响。如果不用药，那么孕妈妈的病情得不到缓解，有可能加重，对孕妈妈和胎宝宝都是有危险的。所以，孕妈妈不仅要为自己而战，而且还要为胎宝宝而战，时刻警惕，让自己和胎宝宝不要受寒。

孕妈妈饮食，要安全也要健康

民以食为天，食以安为先，孕妈妈要食用对自己和胎宝宝有利、安全、保暖的食物。建议食物多样化，按常见的搭配方法，食不过量。孕妈妈可多吃鸡蛋、柠檬、香蕉、蜂蜜、豆芽、火龙果、葵花子、鸡肉、鱼肉等食物。但是，油炸食物、辛辣热性佐料、刺激性饮料等热性食物，孕妈妈一定要少吃或不吃；山楂及山楂制品对子宫有收缩作用，会刺激子宫收缩，甚至导致流产，孕妈妈不要吃；孕妈妈不要食用人参、桂圆等补品，容易产生便秘、口舌生疮等上火症状，尤其是有先兆流产的准妈妈更易引起胎动不安。

这里为孕妈妈推荐两款暖身护体的食谱。

南瓜大枣莲子甜汤

【材料】：南瓜250克，大枣12枚，莲子25克，冰糖适量。

【做法】：

❶ 南瓜洗净去皮切块，大枣和莲子洗净。

❷ 将大枣和莲子放进锅内，加适量水，用大火煮开后，转小火煮10分钟。

❸ 加入南瓜继续小火煮20分钟，加入冰糖调味，即可。

【功效】：补虚益气，养血安神，健脾和胃等，适合孕妈妈食用。

猪腰杞子汤

【材料】：猪腰200克，鱼肚20克，枸杞子25克，盐、植物油各适量。

【做法】：

❶ 将猪腰、鱼肚和枸杞子分别洗净。

❷ 取清水5碗，把上述材料一起放入煲内，煲约2小时。

❸ 最后加油、盐调味，即可。

【功效】：具有养容颜、益血气的作用，适宜孕妈妈调养食用。

❋ 孕妈妈不仅要舒适，还要防寒

起居要防寒

孕妈妈要注意个人卫生，经常洗澡换衣，洗澡后及时穿衣，吹干头发。屋子要经常通风换气，防止室内积寒积潮。

穿衣得当，注意腹部保暖

孕妈妈本来就体热，最好穿着舒服、吸汗的棉质衣服，护住腰腹，根据天气的变化及时增减衣物。不要把肚子暴露在外面，拍孕照、做检查，短时间将肚子暴露时，也要注意室内的温度，不能太低，以免着凉受寒。

适当运动

怀孕期间，孕妈妈适当地进行运动，有助于提高身体素质，提高抗病能力，也为顺利生产做准备。但是一定要注意适度，最好不要做长途旅游，也不要爬山或是做其他大运动量的活动。

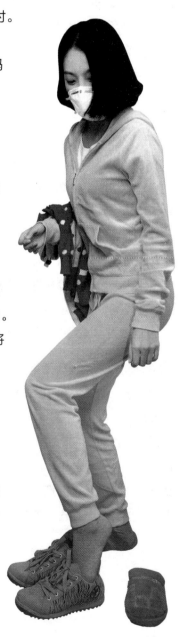

❋ 孕期瑜伽，暖身护体，缓解不适

在怀孕期间适当练习瑜伽动作，能帮助缓解孕妈妈的不适，调整心态，帮助顺产，产后恢复身形，还能祛寒暖身，抵御疾病。孕期瑜伽有多种方式，孕妈妈可以选择适合自己的，或是自己喜欢的，以最佳姿态迎接宝宝的到来。

孕妈妈在做孕期瑜伽时，要注意安全，量力而行。下面推荐给大家几个常用的孕期瑜伽方式，分别是孕前期、孕中期和孕后期的，孕妈妈可以根据自己的情况而进行练习。

桥式

【方法】：两脚屈膝打开约与肩同宽，两手置于身体两侧，手心朝下，吸气时慢慢将臀部抬起，吐气放下。反复练习3~6次。

【功效】：强化脊柱的力量，消除后背的紧张感，适合孕前期，放松心情，锻炼身体。

【注意】：在做动作的时候，放松肩膀，收起下巴，以免造成颈椎过度压迫。

树式

【方法】：站立，像树一样，可以借助椅子，增加稳定性。左脚伸直，右脚置于大腿内侧，右手可轻放于右大腿上。左边练习1分钟，换边，反复练习3~6次。

【功效】：训练腿部力量及大腿内侧柔软度，开展髋关节和骨盆部位，比较适合孕中期的孕妈妈练习。

【注意】：一定要注意保持平衡，不能摔倒，高血压患者双手不要举过头顶。

拐杖式

【方法】：呈L形直膝坐姿，看起来像一个拐杖一样，脚尖朝上，双手伸直向两侧打开轻放于地面。吸气时脚尖朝上，吐气时脚背下压。反复练习3~6次。

【功效】：此动作适合孕晚期的孕妈妈练习，可以锻炼腿部和脊柱，增强力量，为顺利生产做准备。

【注意】：孕妈妈最好不要直接坐在地上，可以借助瑜伽垫，防滑又防寒，安全又暖和。

科学度过月子期，争取不落"月子病"

不论科技有多发达，医疗技术有多强大，女性生孩子都可以说是在鬼门关走了一遭。走了这一遭，女性成了妈妈，有了可爱的宝宝，身体却不再是以前的身体了。

中医认为，"产后百节空虚"，产后元气、津血俱伤，腠理疏松，生活稍有不慎或调摄失当，均可致气血不调，营卫失和，脏腑功能失常，冲任损伤而变生产后诸疾，俗称"月子病"。确实，生完孩子女人的元气大伤，加上要哺乳，要适应新妈妈的角色，照顾宝宝，睡眠不断受干扰，使新妈妈的精神一直处于疲累之中，身体也是最虚弱的时候，如果这时候受寒着凉，那就不是简单的养好就成，稍不注意就成了伴随一生的老毛病，比如腰背痛、关节痛、迎风流泪、手脚冰凉、抵抗力差易感冒等。所以，月子期的新妈妈，一定要注意防寒保暖。

❀ 月子期饮食，功效与营养并重

新妈妈在月子期的饮食，要满足"排、调、补、养"的功效。如果新妈妈有产后水肿、恶露不绝、产后失眠、贫血和虚弱等症状，也可以通过饮食加以调，逐渐减缓症状。新妈妈在月子期里除辣椒、大蒜、韭菜、蒜苗等辛辣之物外，可以吃多样化的食物，包括新鲜鱼虾、肉类、豆制品、蔬菜和水果。注意蔬菜要吃温热性的，不要吃苦瓜、黄瓜等冷寒性的，而且要做熟，趁热吃，将水果加温后再吃，这样不仅不会影响乳汁分泌，还不会吃出寒气，有利于身体健康。

这里给月子期的新妈妈们推荐三款既能驱寒又能调养的美食。

归芪蒸鸡

【材料】：当归20克，炙黄芪100克，子母鸡1只，葱、姜、味精、料酒、食盐、胡椒粉各适量。

【做法】：

❶ 将子母鸡洗净，用开水氽透，捞出用凉水冲洗干净，沥净水分；当归洗净，切块；姜、葱洗净，姜切大片，葱切长段。

❷ 将当归、炙黄芪装入鸡腹内，然后放入盆内（腹部向上），摆上葱段、姜片，加入清汤、食盐、料酒、胡椒粉，盖好，用湿棉纸将盆口封严，上笼蒸约2小时。

❸ 取出，揭去棉纸，拣出姜、葱，加味精调味即成。

【功效】：补益气血，暖身祛寒，适用于月子期的新妈妈调养食用。

生化汤

【材料】：当归、桃仁各15克，川芎6克，黑姜10克，甘草3克，粳米50克，红糖适量。

【做法】：

❶ 将当归、桃仁、川芎、黑姜、甘草放入砂锅中煎煮，取汁去渣。

❷ 将粳米淘洗干净，放入砂锅中，大火煮开，转小火煮45分钟，煮为稀粥，调入红糖，即可。

【功效】：具有活血散寒、祛瘀止血、祛恶露、收缩子宫等功效，并使全身筋骨放松，让被惊动的内脏迅速回复归位。

【注意】：顺产者连服7天，剖宫产者连服14天，体质虚弱、恢复力差者可连服21周。每日6次，饭前空腹一两口慢慢喝下。气虚血少所致恶露不绝者忌用。

红花鸡汤

【材料】：红花3克，母鸡1只，当归15克，盐适量。

【做法】：

❶ 红花、当归洗净备用；母鸡清理干净，用沸水汆烫，去血水，捞出备用。

❷ 锅加适量水，放入所有材料，大火煮沸，转小火慢煲2小时。

❸ 最后加盐调味即可。

【功效】：祛瘀止痛，活血通经，可辅助治疗产后淤血作痛、闭经。

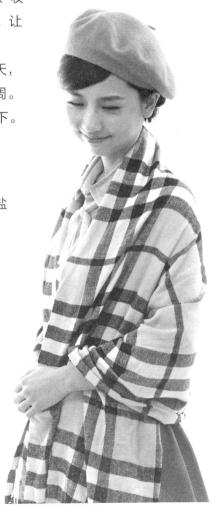

❀ 月子期保暖,不是越捂越好

虽然我们说月子期间要注意保暖,但是坐月子也要科学,不能捂得太严。保暖不等于穿的越多越好,保暖仍然当以舒适、无热感为宜。

1.被褥不要过厚。即使冬天被子也应比怀孕后期薄一些,应选用棉质或麻质等轻柔透气的产品。如果可以的话,每1~2周换洗、暴晒1次。

2.衣裤应选择宽松、柔软舒适的全棉或毛布料长衣长裤,既要保暖,又便于解开,以方便哺乳,尽量不要穿套头毛衣等。

3.要常换洗衣物,贴身内衣更应经常换洗,内裤最好一天一换。文胸选择纯棉布料,最好每天更换清洗,以保持卫生,防止感染。根据自身感觉来增减衣物,产妇舒适才是最好的。

4.不论春夏秋冬,家里都要保持适宜的湿度和温度,切忌忽高忽低,以免受寒。

5.月子里要捂着,但不是关着门窗,密不透风。只要新妈妈和宝宝不置身于对流风中,不直接对着风吹,通风时适当保暖即可。

6.充足的阳光,会让人精神愉快、心情舒畅。所以产后1周,在天气好的情况下,让新妈妈出去短时间的晒晒太阳、活动下四肢,呼吸下新鲜空气也是有助于恢复抵抗力的。

7.卧床过久会导致倦怠乏力,不利于淤血的排出,所以,新妈妈坐月子期间也不必整天闷着,应下床适当走动,以促使气血流通,有助恶露排出。

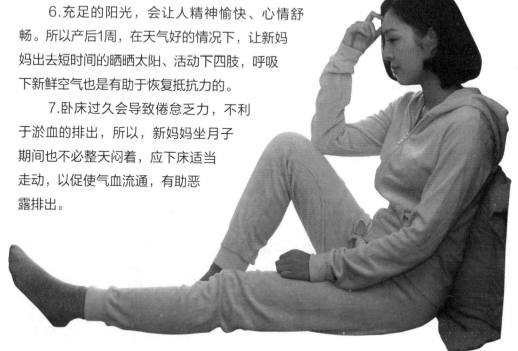

❋ 月子里受了寒，要如何祛寒

新妈妈产后如果受了寒，或总感觉腹部、腰背、关节不适，不妨试一下足浴或药浴，可以暖宫活血、散寒祛湿、益气血、补肝肾，促进子宫收缩，帮助产妇缓解疲劳、恢复体力，预防月子病。药浴水里可以加入艾叶、当归、红花、玫瑰花、红景天、干姜、香附、杜仲、肉桂等中草药，可以都加，也可以只加其中一种或是几种，依个人需求而定。

祛寒足浴方

方法：把艾叶、当归、红花等中药放入足浴盆，加入沸水。待水温降到40℃左右（感觉脚能放入为度），泡入双脚，及时补充热水，足浴时间不能太久，15~25分钟，或微微汗出就可以了。

> **注意啦！** 新妈妈在月子期的后半程里进行足浴，一边足浴一边交替按摩足三里穴和三阴交穴，效果更好。

祛寒药浴方

方法：取生姜一大块（选择那种老的生姜会更好一些），将生姜切片直接放进锅中，熬成生姜汁，然后倒入浴缸里，洗澡的水温需要控制好（一般需要达到38~40℃），新妈妈就可以进入浴缸泡澡了。

> **注意啦！** 姜汁泡澡时间不宜过长，一般15~20分钟即可，在洗澡之后用干毛巾擦拭，避免着凉；另外，姜汁泡澡的时候，也可以同时按摩气海、关元、足三里等穴位来加强祛寒效果。

产后艾灸

新妈妈在月子里是可以艾灸祛寒的，顺产的一般生产后1周就可以艾灸，剖宫产晚一点，20天以后可以艾灸，以温和灸为主，以神阙、气海、关元、中极穴为主。刚开始艾灸时每个穴位15分钟，适应后可循序渐进延长单次艾灸时间，直至肢体每穴15~20分钟，躯干每穴30~40分钟，每周休息1~3天。

安然度过更年期，往后的人生更美好

对于女性来说，更年期是个特殊的时期，主要是更年期有不同于其他时期的生理特点，卵巢功能逐渐衰退，不能产生足够数量的雌激素和孕激素，从而引起绝经，生殖器官慢慢萎缩，出现植物神经系统功能紊乱等一系列症状，如月经变化、面色潮红、心悸、失眠、抑郁、情绪不稳定、易激动等。

更年期是女性从年轻走向衰老的过渡阶段，身体的各项功能减退，对寒邪的抵御能力减弱，稍不注意就容易受寒而致病，所以，女性要及时进行更年期保健、保暖，让自己能顺利度过更年期，减少未来老年疾病的发生。

吃对了，让更年期不受寒

更年期女性的脏腑功能已经开始走下坡路了，尤其是脾肾功能下降，很容易造成气血亏虚，所以，这一阶段的女性一定要注意在饮食上多加注意。注意控制食量，以清淡为主，少吃盐（以普通盐量减半为宜），避免吃肥甘厚味、辛辣刺激性食物。可以多吃蔬菜、水果，如洋葱、莲藕、金针菜、红萝卜、苋菜、芹菜、菠菜、桃、杏、大枣等；多吃一些杂粮，可以补充人体所需的各类维生素、矿物质，如糙米、燕麦、麦片、玉米、小米等；补肾食物可多吃，如黑豆、大豆、黑木耳、黑芝麻、核桃、枸杞、桑葚等。

这里为更年期女性推荐两款暖身安神食谱。

莲子百合粥

【材料】：莲子、百合干各25克，大米100克，枸杞、冰糖各适量。

【做法】：

❶ 百合干提前3小时用温水泡发，洗净，备用。

❷ 莲子用热水泡软，枸杞洗净，大米洗净。

❸ 锅中放水，先放入大米、百合干、莲子大火烧开，转中火煮1小时，至熟，放入冰糖，即可。

【功效】：健脾益肾，养心安神，润肺止咳，对更年期出现的夜寐多梦、心烦口渴、腰痛脚弱、虚泻、胃虚不欲饮食等病症有一定的预防作用。

益智仁粥

【材料】：益智仁5克，糯米50克，盐少许。

【做法】：

❶ 将益智仁研为细末；糯米淘洗干净。

❷ 先用糯米煮粥，将熟时放入益智仁末，加盐少许。

❸ 再稍煮片刻，待粥变稠时停火即可。

【功效】：温脾暖肾，增强脾肾功能，适宜更年期体寒女性调养食用。

❀ 生活起居，升温护阳是关键

更年期的女性易烦、易怒，还有很多别的"问题"，好像不是那么好亲近，也不是那么惹人喜欢。但是，对女性自己来说，更年期里有的事情是自己无法控制的，如果更年期没有调理好，还会引发更加严重的疾病。更年期里女性更要注意保暖，从生活起居的小事情做起，让自己暖暖地度过更年期。

多晒太阳

不要怕晒伤，科学而适当地晒太阳，可以让更年期女性身体暖和起来，也更利于钙的吸收，预防骨质疏松，让骨骼更强壮。

坚持劳动

坚持力所能及的体力劳动和脑力劳动，劳动可以让身体活动起来，快速升温，另外，坚持劳动可以让四肢和大脑都得到锻炼，而不会发生萎缩。

坚持运动

更年期女性的生活应有规律，注意劳逸结合，保证充足的睡眠，但不宜过多卧床休息。建议多进行一些散步、打太极拳等运动量不大的体育活动，这些运动能够调理女性的气血，有助于气血运行，气血通畅了，身体暖和了，更年期的各种症状自然也就减轻了。另外，大家平常也可以试着做一下下面的这些动作，对调畅气血、预防受寒效果也很好。

1.端坐，将两臂自然下垂，调匀呼吸，然后双手握拳，吸气时放松，呼气时紧握，可连续做6次。随呼吸而用力，对于调气息及血液循环有一定的好处。而且当用力握拳时，也可以起到按摩掌心劳宫穴的作用，具有养心的功效。

2.端坐,将左手按在右腕上,两手同时举过头顶,调匀呼吸。呼气时,双手用力上举,吸气时放松。做10~15次后,左右手交换,将右手按在左腕上,再做一遍。可行气活血。

3.端坐,双手十指交叉相握,右腿屈膝,撑在两只手掌中,手脚稍稍用力相争,然后放松,换左腿,交替做10次左右。可以宽胸理气,也有活动四肢筋骨的作用。

生活充实

女性不要把自己定格在某一方面,可以增加生活的内容,让自己过得更充实一些,比如旅游、烹饪、种花、编织、跳舞等,以获得集体生活的友爱,精神上有所寄托。

更年期是人生的一个阶段,不拒绝、不排斥,勇敢面对,坦然接受,家人做到呵护、包容、理解。自己努力,家人关心,身体和心一起暖暖和和的。

❀ 卵巢按摩,留住青春

卵巢是女性的性腺,能产生卵细胞和分泌性激素,具有生殖和内分泌功能。卵巢是女人的生命之源,要呵护,要保养!更年期里对卵巢进行按摩,可以使卵巢温暖、健康,让女性由内而外地散发一种青春的气息,延缓衰老。

具体于法:

1.沐浴清洁后取适量的卵巢保养精油,均匀涂抹于腹部,从锁骨向肚脐方向顺势按摩。

2.沿腰线左右两侧向肚脐揉压,上腹部加强横膈膜,下腹部加强子宫卵巢区。

3.以肚脐为中心,顺时针方向深沉按下腹部,加强卵巢吸收。

4.取适量的卵巢保养精油,涂抹于肾俞穴处,搓至身体发热即可。

> **注意啦!** 运动有利于促进新陈代谢和血液循环,延缓器官衰老。慢跑、散步、做广播操、打太极拳、练瑜伽都是卵巢保养比较适宜的运动。

第八章

女人暖起来，疾病不再来

　　女性天生怕冷，如果仅是冷，也就好说。冷会让一些疾病找上女性，让女性在寒、冷的基础上增加更多的病痛。同样的天气、同样的环境，女性仿佛比男性更容易生病。这并不是娇贵、也不是吃不得苦，而是体寒让女性更容易成为疾病的目标。为了不让疾病找上门，女性就要让自己暖起来。做一个暖女人，疾病不再来。

体内有寒气，病就常见了

感冒

感冒是很常见的一种疾病，俗称"伤风"。体寒的女性抵抗能力差，免疫能力低，一不小心受了寒，就有可能患上感冒。感冒虽是小病，却有可能引发大的疾病，不能小看。

风寒是引起感冒的重要原因之一

春秋两季，很多时候天气还是很寒冷的，人容易着凉感冒。冬天，如果是在南方，屋里屋外都是寒气逼人；在北方，屋里有采暖设备，室内外温差较大，也容易着凉感冒。在炎热的夏季怎么会受寒呢？夏季外边天气太热，人体会出汗，走进凉爽的空调屋是很舒服，要是来回出入温差较大的室内外，就会打喷嚏、鼻子闷，也就是感冒。这个感冒实际上还是着凉了，或者温度降低引起的感冒。所以，无论哪个季节，风寒都会是感冒的重要原因之一。

因此，不论什么时候，做到防寒保暖，都是预防感冒的措施。而一旦受寒感冒了，那么在感冒的调理上，自然要围绕寒气的排出进行。如何才能祛寒保暖治感冒呢？虽然每个人的身体素质不一样，每次着凉受寒的具体情况也不一样，但还是有一些通用的方式，不妨一试。

风寒感冒的典型症状

◎浑身发冷，肌肉酸痛，头痛；
◎发热较轻，无汗；
◎鼻塞或流清涕，打喷嚏；
◎咳嗽，吐稀白痰；
◎口不渴或渴喜热饮；
◎舌苔薄白。

饮食调养，祛寒邪治感冒

很多人感冒的时候，食欲不振，这也不想吃，那也不想喝。可是，感冒的时候身体需要的能量相对于平时可能更多，就算不想吃，也要想办法补给一些食物，让身体暖起来。

感冒期间的饮食应该以清淡、易消化的饮食为主，主食可以选择米粥或者汤面等，同时可以搭配青菜、西红柿等含丰富维生素的蔬菜；水果可以选择橘子、橙子等柑橘类；除此之外，感冒的人还可以食用酸奶、肉松、鱼类等富含蛋白质的食物。但是，生冷寒凉、肥甘厚腻的食物，最好不要吃了，以免加重感冒症状。

这里给大家推荐一款祛寒治感冒的食疗方。

葱白生姜红糖水

【材料】：葱白、生姜、红糖各10克。

【做法】：

❶ 将葱白洗净（如果有葱须，可以保留），切段；生姜洗净，切片。

❷ 将所有葱白、生姜倒进锅中，加适量清水。大火烧开后加入红糖，再转小火烧8分钟，即可。

【功效】：葱白、生姜都是辛热之物，能发汗解表；红糖能温中。三者共用，可以温中驱寒，在刚刚受了风寒时，趁热喝一碗，有利于防治风寒感冒。

> 小提示
>
> 喝完之后，最好能盖上被子好好睡一觉，等汗出来，气血就通畅了，寒邪也就被驱除出去了。

中药足浴，祛寒治感冒

足浴是常见的保健祛寒方法，也是最简单的，在家就能做。一定要用大一点、深一点的盆，在水里添加一些具有祛风散寒作用的药物，用滚开的水冲泡化开药材后，再加入温水泡脚，泡到全身冒汗，再多喝温开水，寒气同样很快能排出。这里给大家推荐一个简单的中药足浴方。

配方：桂枝15克，川芎、藿香、荆芥、防风各10克，羌活6克。

方法：将上述诸药一起放入砂锅中，加水煎煮10分钟，滤渣取汁，然后将药汁兑入适量的温水中，泡脚，一直泡到微微出汗就可以了。

> 注意啦！空腹时不能泡脚，最好先喝些热的汤粥，胃里暖和了，再用温水泡脚，这样出汗的速度更快，但泡至微微出汗即可。

按摩鼻翼两侧，祛寒通鼻窍

患风寒感冒后，极易出现鼻塞、流鼻涕的症状，让人很不舒服，这时，我们可以通过按摩鼻翼来缓解鼻塞的症状。

方法：将两手微微握成拳头状，然后以屈曲的拇指关节上下往返按摩鼻翼两侧，每次3~5分钟，以局部红、热为度。

功效：可以改善鼻部血液循环，促进黏膜细胞分泌，将感冒病毒、寒气及其有害的代谢产物排出体外。

艾灸大椎、肺俞、风池，祛寒治感冒

艾灸也是治疗风寒感冒的一种好方法，可选大椎、肺俞、风池这三个穴位来艾灸。其中，大椎穴是督脉与诸阳经之会，主一身之阳气，有升阳强壮的作用；肺俞穴是治疗肺系疾病的要穴；风池穴则可解表散寒，治感冒引起的头项疼痛。

【定位取穴】

大椎穴：位于人体的颈部下端，第7颈椎棘突下凹陷中。取穴时，正坐低头，用手可摸到颈部后方最突出的一块骨头，就是第7颈椎，该处下方的凹处即是。

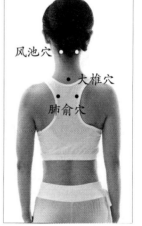

肺俞穴：位于背部，在第3胸椎棘突下，旁开1.5寸，左右各一穴。取穴时，正坐低头，用手可摸到颈部后方最突出的一块骨头，就是第7颈椎，再向下数3个椎体即是第3胸椎棘突，在其下方向脊柱旁开1.5寸（约2横指），即为肺俞穴。

风池穴：风池穴位于颈部，当枕骨之下，与风府穴相平，胸锁乳突肌与斜方肌上端之间的凹陷处，距离头部中心线两指宽的距离，左右各一穴。取穴时，正坐抬头，将拇指放在头的枕部两侧，轻轻地往下滑动，下滑过程中会感觉到有一个地方突然下凹了一下，此凹陷处即为风池穴。

【艾灸方法】

点燃艾条后，将艾条悬于穴位之上2~3厘米处施灸，每穴艾灸3~5分钟。

> 注意啦！用艾灸法治疗风寒感冒应该越早越好，最好是在风寒感冒初起时艾灸，可使寒气立时消散，感冒很快痊愈。但如果感冒时间久了，寒气入里化热，出现喉咙干痛、流黄脓鼻涕、口渴等内热症状时就不适宜灸了。

咳嗽

咳嗽是呼吸道疾病中最常见症状之一，但有时咳嗽不一定是病了，而是人体的一种保护性措施，可以排出自外界侵入呼吸道的异物及呼吸道中的分泌物。除了这种情况之外，咳嗽大都是由外邪引起的，风寒就是其中一个重要原因，感冒、换季或淋雨着凉之后都有可能发生。如果没有得到有效控制，这种上呼吸道的问题容易演变成下呼吸道感染，如急性气管炎、急性支气管炎或肺炎。所以，受寒咳嗽了，一定要及时调治。

风寒咳嗽的典型症状

◎嗓子痒，一痒就咳嗽；
◎咳稀白痰，呈泡沫状，喉间有痰声，痰很容易就能咳出来；
◎鼻塞，流清涕；
◎常伴有头痛、发热、怕冷、无汗等风寒感冒的症状。

防寒可以防咳嗽

咳嗽看起来是一件小事，但是却会引起很多不便，对于自己对于别人，都不利。应该怎么防治咳嗽呢？在平时的工作生活中注意以下几点，对于我们来说，会对防治咳嗽有很多好处。

1.受寒着凉非常容易引起咳嗽，平时要注意防寒，减少接触冷空气，晨起或外出时注意保暖，必要时戴口罩。

2.避免进出空气污浊、人潮拥挤的公共场所，如车站、娱乐场所等。

3.适当锻炼，避免剧烈的活动，可进行散步、打太极拳等较平缓的活动。

饮食调养，疏风散寒治咳嗽

咳嗽的女性由于经常感觉到喉干，多吃一些养阴生津之品，如梨、百合、蜂蜜、银耳、白萝卜等，可提高免疫功能，对减缓上呼吸道症状十分有好处；多喝白开水，可以稀释痰液，使痰容易咳出，还可以增加排尿量，促进有害物质的排泄。要戒烟酒，不要喝太甜或者太浓的饮料；忌食肥甘厚味、海鲜、过酸、过咸、生冷、辛辣食物，这些食物都会加重咳嗽；忌食花生、瓜子、巧克力等含油脂较多的食物，否则易滋生痰液，使咳嗽加重。

这里为患风寒咳嗽的女性朋友推荐两款疏风散寒的食疗方。

紫苏杏仁粥

【材料】：杏仁10克，紫苏叶15克，生姜6克，甘草5克，大米50克。

【做法】：

❶ 将杏仁洗净，碾碎，备用；将甘草、生姜、紫苏叶水煎取汁。

❷ 大米淘洗干净，放入锅中，加入药汁和适量清水，大火煮沸后加入杏仁碎，用小火煮至粥熟即可。

【功效】：生姜能解表散寒；紫苏叶芳香升散，既能散寒解表，还可宣肺止咳，加上祛痰止咳的甘草，与止咳平喘的杏仁一起煮粥，可有效疏散风寒，起到宣肺止咳的作用。

黑芝麻姜糖膏

【材料】：黑芝麻250克，生姜30克，冰糖250克，蜂蜜100克。

【做法】：

❶ 将黑芝麻炒熟，轧碎。

❷ 将生姜去皮洗净，切碎，捣烂，用纱布包扎绞汁。

❸ 将蜂蜜放入碗中，上锅蒸熟，冰糖放碗里入锅蒸溶，蜂蜜与冰糖汁混合调匀。

❹ 黑芝麻碎、生姜汁拌合，再炒，放冷，与糖蜜混合拌匀，即可。

【功效】：此膏可以驱寒除湿，补中养肝，有手脚冰凉、痛经乏力症状的女性每日早晚各服1汤匙，数日可见疗效。

按摩喉结，可以缓解咳嗽导致的咽痛

咳嗽太频繁，咽喉很不舒服，甚至会疼痛，怎么办呢？建议大家按摩一下喉结，可以起到缓解咳痰、咽痛的作用。

方法：用手找到自己的"喉结"，女性就找到自己脖子前面正中线上最突出的部位，轻吞口水，看看这个部位是不是随着吞口水的动作会升降，如果是，就找对部位了。然后，用一只手的拇指顺着"喉结"水平方向滑动至胸锁乳突肌上，用指腹轻轻按揉胸锁乳突肌5～7分钟。

按摩中府、肺俞穴可有效防治风寒咳嗽

中府穴是肺经的首穴，也是肺经的募穴，是肺气汇聚之处，按摩这个穴位有肃降肺气、止咳平喘的功效。肺俞穴是肺的背俞穴，有解表宣肺、清热理气、调肺和营、补劳清热的作用。中府和肺俞穴搭配为俞募穴配穴法，有疏风解表、宣肺止咳的作用，主治外感风寒所致的咳嗽。

【定位取穴】

中府穴：位于胸前壁的外上方，云门穴下1寸。取穴时，两手叉腰立正，锁骨外侧端下方会出现一个凹陷，凹陷的中心是云门穴，从该处再向下1横指处即是本穴，左右各一穴。

肺俞穴：位于背部，在第3胸椎棘突下，旁开1.5寸，左右各一穴。取穴时，正坐低头，用手可摸到颈部后方最突出的一块骨头，就是第7颈椎，再向下数3个椎体即是第3胸椎棘突，在其下方向脊柱旁开1.5寸（约2横指）。

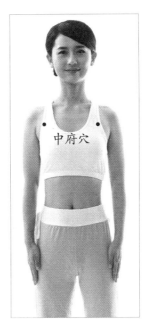
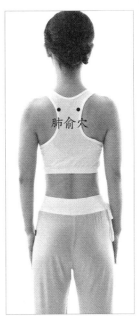

【按摩方法】

1.用拇指或食指指腹按住中府穴，稍用力，每次按揉3~5分钟，力度以穴位处有酸痛感为度。

2.手臂从肩上伸向背部的肺俞穴，找准穴位后，以中指的螺纹面为着力点，点按穴位2~3分钟。

慢性支气管炎

慢性支气管炎是气管、支气管黏膜及周围组织的慢性非特异性炎症。其是由急性支气管炎未及时治疗，经反复感染，长期刺激造成的。它也是重感冒或流行性感冒的并发症，以老年人发病概率较高，患者可能会连续咳嗽好几个月。

慢性支气管炎急性发作冬季较多，寒冷空气可以刺激腺体分泌黏液增加和纤毛运动减弱，削弱气道的防御功能。所以，要预防老慢支复发，防寒保暖至关重要。

慢性支气管炎的典型症状

◎一般晨间咳嗽为主，睡眠时有阵咳或排痰；

◎痰液一般为白色黏液和浆液泡沫性，偶可带血；

◎喘息明显，部分可能合伴支气管哮喘；

◎可在背部或双肺底听到干、湿啰音，咳嗽后可减少或消失。

冬季防寒，可防慢性支气管炎

冬季对于慢性支气管炎的患者来说，是痛苦又漫长的，女性患者为了不成为慢性支气管炎一定要从以下几点做起。

1.防寒防感冒：感冒有可能引发慢性支气管炎，冬季要及时增添衣物，防止受寒感冒。另外，要加强耐寒锻炼，从而预防感冒。

2.居室环境要防寒保暖：居室要安静、卫生、清洁，阳光要充足，定期开门窗，保持空气新鲜，温度不宜过高或过低，最好控制在16~20℃，相对湿度在45%左右。

3.戒烟戒酒戒骄躁：香烟的烟雾会使支气管上皮受损，导致肺的防御功能降低，加重呼吸道感染，诱发急性发作。酒精会生湿积痰，刺激呼吸道，使病情加重。避免紧张、焦虑、忧郁等不良因素的刺激。

4.坚持适当锻炼：体育锻炼能增强体质、提高机体免疫力和身体的热度。锻炼强度可因人而异，以不感到劳累、舒适为宜，还可进行呼吸操、扩胸运动、腹式呼吸等训练。

饮食调养，忌寒忌凉忌刺激

患有慢性支气管炎的女性在饮食上要注意，忌寒凉食物，忌油炸及辛辣刺激食物，少吃海鲜类食品，戒烟。以高蛋白、高热量、高维生素、易消化、低脂饮食为宜，可多进食瘦肉、牛奶、鸡蛋、鸡肉、动物肝、鲜鱼、蔬菜、豆制品和水果等。可多饮茶，茶碱可以兴奋交感神经，扩张支气管，减轻哮喘咳嗽症状。

另外，寒冷季节应补充一些含热量高的肉类暖性食品，以增强御寒能力，如羊肉、牛肉、鳝鱼等。

这里为患慢性支气管炎的女性朋友推荐一款润肺无刺激的食疗方。

白萝卜蜂蜜饮

【材料】：白萝卜250克，冰糖60克，蜂蜜适量。

【做法】：

❶将白萝卜洗净切厚片，放入锅中。

❷锅中加入适量清水，放入冰糖，大火煮开后转小火，再煮15分钟，至白萝卜熟烂，等汤晾至常温，调入适量蜂蜜，即可。

【功效】：患有慢性支气管炎的女性食白萝卜蜂蜜饮，每日早晚各1次，对润肺、止咳有帮助。

冬病夏治，贴敷祛寒缓解慢性支气管炎

冬病夏治是传统医学的常用方法，对于慢性支气管炎尤其常用，给慢性支气管炎的女性朋友推荐一个贴敷方，此方可以减轻患者痛苦。

九味慢支寒饮膏

【配方】：附子、白芥子、地龙、细辛、延胡索、甘遂、冰片、樟脑、麝香、生姜各适量。

【做法】：将上药都研成细末，用生姜汁调成膏糊状，装瓶备用。在夏季使用时，取少量药膏，涂抹于纱布上，贴到肺俞穴（双）、心俞穴、膈俞穴（双）、璇玑穴、膻中穴上，24小时取下。

【功效】：温中散寒，通络祛寒，对寒饮型慢性支气管炎有辅助治疗作用。

【注意】：局部皮肤若感疼痛或痒可提前取下。

肩周炎

很多女性尤其是年轻女性表示不明白什么是肩周炎,但是说起肩膀痛,估计好多人都知道,尤其是中老年女性有不少经历过这种痛苦。其主要症状为颈肩持续疼痛,患侧上肢抬高、旋转、前后摆动受限,遇风遇冷感觉有沉重隐痛。轻则胳膊一动就痛,梳头、穿衣、举高都有困难;重则疼痛难忍,彻夜不眠。

其实,肩周炎的发生与年龄无关,而是和肩膀受寒相关,可以说,风寒湿邪侵袭是肩周炎发生的根本原因。颈肩部是人体上部最容易受寒的部位,当肩部受到风寒湿邪的侵袭时,肩部的血管就会收缩,导致寒凝气滞,气血瘀滞,其代谢产物不易排出,刺激于肩部,久而久之就发展成为肩周炎。所以,要防治肩周炎,就要防风寒湿邪。

防风寒湿邪,是防治肩周炎的根本

既然风寒湿邪的侵袭是肩周炎发生的根本原因,平时做到防"三邪",就可以预防肩周炎的发生。

防风邪:有的时候不是女性觉得有风,而是真的有风。夏季空调房里有风,要穿上空调衫盖住肩头,避免肩部直吹空调;春秋多风季节,睡觉前关窗或适当关小窗户,避免汗出当风。

防寒邪:骑电动车、摩托车上班的女性注意肩部和颈部保暖,尤其是秋冬,建议女性带围巾、围脖等,避免颈肩部受寒。

防湿邪:居住环境要尽量向阳、干燥,容易肩膀酸痛或体内湿气重(明显特征就是大便黏稠,容易粘到马桶上不易冲走)的女性,可以从饮食上进行调养,比如用薏米、红豆熬成汤喝,有利于祛湿。

饮食调养,缓解肩周炎

有肩周炎的女性,饮食上要以强筋健骨、活血化瘀、调补气血为原则,可以适当多吃黑豆、红豆、薏米等去湿利水的食物,也可以多吃牛肉、羊肉、核桃、韭菜等具有温经散寒作用的食物,多吃富含维生素C的新鲜水果、牛奶、绿叶蔬菜或多用胚芽、玉米等；忌吃肥腻食品，如肥肉、奶油、油炸食品等。

这里给大家推荐的一款食疗方。

山楂丹参粥

【材料】：山楂片50克，丹参15克，粳米50克，冰糖适量。

【做法】：

❶ 山楂片、丹参、粳米洗干净，备用。

❷ 锅中放水，将丹参放入，煎10分钟，除渣取汁。

❸ 放入山楂片、粳米及适量水，大火煮开转小火，熬煮成粥，加丹参汁、冰糖，稍煮至冰糖融化即可。

【功效】：食用此粥，可以养气血、强筋骨、祛风湿，适用于肩周炎患者。怀孕的女性不能吃山楂，有滑胎的危险。

微运动，治肩周酸痛

肩周炎以肩关节疼痛和活动不便为主要症状。如得不到有效的治疗，有可能严重影响肩关节的功能活动。所以，女性朋友们在平时，可以多活动一下上肢，让肩颈部得到很好的锻炼，就算肩周炎犯了，适当活动也有利于缓解肩颈部的酸痛。

手指爬墙：垂直站立，面对墙壁。双手沿墙壁缓慢向上爬动，两臂尽量高举，然后再缓慢回到原处，如此往返数次，每次3～5分钟，每天2次。

身后拉手：垂直站立，双手后背。用健康的一侧手握住患肢腕部，逐渐向上提拉，此动作也可在散步时进行，每天做5～10分钟。

耸肩：坐位或立位，两肩耸动，幅度由弱到强，每天2次，每次50～100下。

屈肘摸背：垂直站立，双足分开同肩宽。患臂屈肘置于身后，手背贴在腰部，手指徐徐向上摸背，直至最高限度；患臂放松，手指沿背后慢慢落下置于腰部。如此反复做5～7次。

捶腰拍肩：垂直站立，两臂自然下垂。左手背向后拍打腰部，同时右手掌拍打左肩部，左右交替进行，幅度逐渐增大。此运动也可在散步时进行，每天做5～10分钟。

颈椎病

精明能干的女白领、女司机、女精英，在光鲜的背后，常有着难以忍受的伤痛，颈椎病就是其中之一。为什么她们易得颈椎病呢？因为她们长期保持固定坐姿，在工作的过程中，颈椎长期处于僵直状态，容易造成颈部损伤。平时的坐姿、睡姿不好，也会给颈椎带来不好的影响。

除此之外，不得不说的就是寒气，机体受寒，也是颈椎病发生的重要原因。比如长期在空调房里工作，身体很容易受寒，而没有衣服遮挡的颈部更容易受到寒气的侵袭，从而导致颈椎酸痛。此外，外界环境的风寒湿因素可以降低机体对疼痛的耐受力，可使颈部的肌肉痉挛、小血管收缩、淋巴回流减慢、软组织血液循环障碍，颈椎问题随之而来。所以，要预防颈椎病，颈部就一定要保暖。

防治颈椎病，这些生活细节要注意

1.给颈部保保暖，可有效预防颈椎病。受寒引起的颈椎病一定要注意颈肩部保暖，有效的颈部保暖不仅可以避免颈部疲劳，而且可以避免头颈部血管因受寒而收缩，使脑部的血液循环减慢，对高血压、心血管疾病、失眠等都有一定的好处。

天气寒冷的时候尽量穿着高领的衣服，或是佩带围巾对颈部进行保暖，这样可以避免颈部受寒。不建议在颈肩部贴暖宝宝，颈肩部过热也是不太好的。

夏季天气炎热，如果在空调房里工作，最好备上空调服以"保暖"，也可以用丝巾对颈部进行遮挡。女性可以在办公室里多备几条丝巾，以搭配不同的服装。

2.加强体育锻炼，热身也护颈。女性在工作中可以适当休息，对颈部进行锻炼，工作40分钟，起来活动5分钟。做做头颈部及双上肢的前屈、后伸及旋转运动，既可缓解疲劳，让身体热一热，又能使肌肉发达，韧度增强，从而有利于颈段脊柱的稳定性，增强颈肩顺应颈部突然变化的能力，防止其发展为颈椎病。

3.改变不良姿势，防止慢性损伤。长期伏案工作的人，应定时改变头部体位，按时做颈肩部肌肉的锻炼。注意端正头、颈、肩、背的姿势，不要偏头耸肩，谈话、看书时要正面注视，要保持脊柱的正直。比如坐，建议坐的舒服一些，就是坐下时臀部最好能把椅子坐满，让腰背部完全紧贴着椅背。如果椅子太深，可以找一个舒适的靠垫，最好能和腰椎完全贴合，让腰部紧贴靠垫，以减少对颈部和脊柱的压力。

4.合理用枕，让颈椎也得到休息。枕头是维持头颈本身的生理弯曲的主要工具，一个理想的枕头应是符合颈椎生理曲度要求的，以中间低、两端高的元宝形为佳。而不合适的枕头、不正确的睡眠姿势，可能会引起颈部韧带、肌肉张力过大而加速椎间关节蜕变及导致功能紊乱。

枕头的高度：通常情况下，枕头的高度10~15厘米较为合适，但具体尺寸还要因每个人的生理特征，尤其是颈部生理弯曲而定。肩宽体胖者枕头可略高一些，而瘦小的人则可稍低些。一般来说，患有高血压、心脏病、哮喘的人有时需要睡高枕；患低血压、贫血的人则有时需要睡低枕。

枕头的硬度及弹性：过硬的枕头使头部与枕头接触面积小，局部压力大，睡上去很不舒服；而枕头太软，头会陷进去，影响血液循环，使头部麻木，也容易引起颈部肌肉疲劳。所以，枕头要稍柔软，但又不失一定的硬度。另外，枕头弹性不能太大，否则颈部很累，容易造成颈部肌肉损伤。

饮食调养，缓解颈椎病

由于颈椎病病程长，病情常有反复，发作时症状可能比较重，影响日常生活和休息。既要配合治疗，又要从饮食上加以调养，适宜多食高蛋白、高钙食物，如鱼、鸡肉、鸭肉、牛奶、豆制品、虾类，另外多吃新鲜蔬菜、水果。

这里给大家推荐一款食疗方。

川芎白芷鱼头豆腐汤

【材料】：川芎、白芷各15克，大头鱼鱼头500克，水豆腐200克，生姜片、胡椒粉、葱段、盐、植物油各适量。

【做法】：

❶ 鱼头洗净，切块；水豆腐洗净，切成大块；川芎、白芷分别洗净，切片。

❷ 油锅烧热，下入鱼头煎黄，下入生姜片炒香，加入热水，大火煮开后，加入胡椒粉、盐、水豆腐块、川芎、白芷，大火煮沸，改小火炖煮。

❸ 炖熟后，加入葱段，起锅即可。

【功效】：祛风散寒，活血通络。由受寒引起的颈椎病的女性，热乎乎地喝汤吃鱼头、豆腐，对颈椎病的改善有好处。

颈部热敷+按摩，有效缓解颈椎病

对于颈部着凉、肌肉酸痛等情况，可采取热敷+按摩的方法对颈椎进行保养。

热敷：用热水袋或热毛巾热敷颈部，早晚各1次，每次10分钟，这样有助于放松颈部肌肉局部血液循环，减轻因椎动脉痉挛引起的头晕。

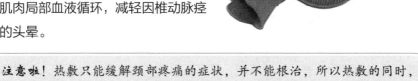

> 注意啦！热敷只能缓解颈部疼痛的症状，并不能根治，所以热敷的同时，需要进行药物治疗，才能起到更好的作用。

按摩：首先将两手拇指分别放在颈部风池穴，其他四指轻抚头部，拇指由轻到重按压风池穴，20~30次；再用双手拿捏颈后的肌肉，可沿着风池穴向下一直拿捏到大椎穴，应连续拿捏20~30下；然后将手四指并拢，放置在大椎穴处，快速摩擦此穴位，直至发热为止，反复20~30次。如此反复，可以缓解颈肩部的酸痛，释放寒气，对治疗和缓解颈椎病有一定的好处。

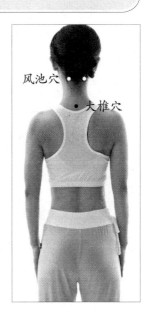

> 注意啦！按摩手法刺激量的大小因人而宜，并非越大越好。要注意性别、年龄差异，女性体质弱，耐受力较差，手法宜稍轻。

腰痛

很多女性都有过腰酸腰痛的体会，尤其是弯腰做家务时，更是明显：有些人腰痛得像断了一样，好半天直不起来；有些人直腰时听到咯吱咯吱响，乍一听好像骨头错位。其实，很多女性的腰痛是受寒引起的，外感风寒、寒气入侵，都可以让女性腰酸腰痛。

腰部受寒，腰痛难忍

中医认为，肾主骨生髓造血。如果肾阳旺盛，则骨骼发育良好；如果肾阳不足，则骨骼发育受到影响。腰部为肾脏所在部位。一旦腰部受寒，肾阳就会受损，从而引发腰痛，甚至腰椎间盘突出等症，天气越寒冷，腰痛越明显。

肝肾亏虚也会影响腰的健康。肾主骨髓，肝藏血造血。肝肾亏虚，则骨弱髓减，气血失调。这时如果外邪侵入体内，就会痰瘀互结，造成经络阻塞。不通则痛，腰痛由此而来。更有甚者，腰痛严重患者，还会带动肢体的屈伸不利。

所以生活中，大家一定要避免腰部受风寒，特别是在冬春寒湿季节，需要做好腰部的保暖。平时要穿合适的衣服，最好能护住腰，不要穿露脐装或是其他过短过紧的衣服。如果天气变化大，身体本来就有不适，可以用护腰，选用贴身一点的护腰，不会影响外形，对防治腰痛很重要。

饮食调养，祛寒补肾缓解腰痛

因受寒导致腰痛的女性朋友们一定要注意避免过多地食用生冷寒凉的食物，即使在夏天，也不宜多饮冰冻的饮料，比如冰镇啤酒、饮料、西瓜、冰激凌等，刚从冰箱取出的瓜果也是寒凉的食物，最好晾一晾再吃，不要当时食用。另外，建议大家用一些具有祛寒补肾作用的中药做成药膳，比如杜仲、续断、狗脊、牛膝等，对缓解风寒腰痛有一定疗效。这里为大家推荐一款食疗方。

杜断腰花汤

【材料】：杜仲、川断各20克，猪腰1对，黄姜适量。
【做法】：
❶ 将杜仲、川断洗净，放入清水中，煎取浓汁。
❷ 猪腰洗净，剖开，去除筋膜，切成腰花。

❸将煎好的杜仲、川断汁放凉，倒入洗净切好的腰花中，拌匀。

❹大火烧热锅，倒入腰花，加入黄姜等炒熟即可。

【功效】：祛风散寒、温经通络、固肾益精，适宜因风寒导致的腰痛患者食用。

> 小提示
> 猪腰中的白筋一定要去除干净，否则异味很重。

搓腰至热，缓解腰痛

腰眼穴为经外奇穴，居于带脉(环绕腰部的经脉)之中。常搓此处，能温煦肾阳、畅达气血。工作、学习之余搓搓腰，对身体会有很多好处。具体操作如下。

端坐在凳子上，两脚分开，与肩同宽。将两手掌对搓数十次，待发热后，紧按两侧腰眼处，稍停几秒钟，然后两手掌顺着腰椎两旁，上下用力搓动——向下搓到尾骨下的长强穴（尾骨尖与肛门之间）处，向上搓到两臂后肘尽处。连续30次左右。

锻炼腰部，疏通气血、健肾强腰防腰痛

女性朋友经常活动腰部，可使腰肌舒展，促进局部肌肉的血液循环。简单地伸伸腰，也是对腰部的保护。避免久坐或久站，最好不要长时间保持同一种姿势，如果有条件要适当地调换一下姿势，让身体舒展一下。下面就给大家介绍几种效果可靠也简便易行的锻炼方法，帮助疏通腰部气血，健肾强腰。

前屈后伸

方法：两腿开立，与肩同宽，双手叉腰，然后稳健地做腰部充分的前屈和后伸各5~10次。

注意：运动时要尽量使腰部肌肉放松。

转胯回旋

方法：两腿开立，稍宽于肩，双手叉腰，调匀呼吸。以腰为中轴，胯先按顺时针方向，做水平旋转运动，然后再按逆时针方向做同样的转动，速度由慢到快，旋转的幅度由小到大，如此反复各做10~20次。

注意：上身要基本保持直立状态，腰随胯的旋转而动，身体不要过分地前仰后合。

交替叩击

方法：两腿开立，与肩同宽，两腿微弯曲，两臂自然下垂，双手半握拳。先向左转腰，再向右转腰。与此同时，两臂随腰部的左右转动而前后自然摆动，并借摆动之力，双手一前一后，交替叩击腰背部和小腹，力量大小可酌情而定，如此连续做30次左右。

双手攀足

方法：全身直立放松，两腿可微微分开，先两臂上举，身体随之后仰，尽量达到后仰的最大程度。稍停片刻，随即身体前屈，双手下移，让手尽可能触及双脚，再稍停，然后恢复原来体位。可连续做10～15次。

注意：身体前屈时，两腿不可弯曲，否则效果不好。老年人或高血压患者，弯腰时动作要慢些。

拱桥式

方法：仰卧床上，双腿屈曲，以双足、双肘和后头部为支点（5点支撑），用力将臀部抬高，如拱桥状。随着锻炼的进展，可将双臂放于胸前，仅以双足和后头部为支点（3点支撑）来进行锻炼，每次可锻炼10～20次。

艾灸命门、肾俞穴，可缓解腰痛

命门穴是人体督脉上的要穴，肾俞穴为肾的背俞穴，它们是治疗腰痛要穴，艾灸这两个穴位可以强腰健肾，缓解风寒引起的腰痛。

【定位取穴】

命门穴：位于后背两肾之间，第2腰椎棘突下，与肚脐相对处。

肾俞穴：当第2腰椎棘突下，旁开1.5寸（与肚脐中相对应处即为第2腰椎，其棘突下缘旁开约2横指）处为取穴部位，左右各一穴。

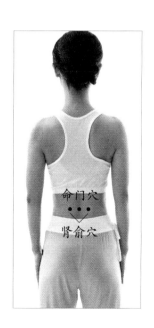

【艾灸方法】

将艾条的一端点燃，对准穴位距离皮肤2～3厘米处进行熏烤，使局部有温热感而无灼痛为宜，每次10～15分钟，至皮肤红晕为度，每天1次。

风湿性关节炎

风湿性关节炎是一种让人很痛苦的疾病，尤其遇到阴雨寒冷的天气，关节部位疼痛更加严重，严重的患者都不能走路。

中医称风、寒、暑、湿、燥、火六气，如果六气太过侵入人身体引起发病的气就称为邪气，风湿病是受到风、寒、湿邪气侵入身体而发生的。风气胜者为行痹；寒气胜者为痛痹；湿气胜者为着痹。风寒湿邪闭阻经络和关节，不通则痛，故而引起关节肿胀疼痛。

受风湿性关节痛困扰的女性大都有受过风、寒、湿的经历，如果遇到天气变化，如变冷、下雨，关节都会疼痛。所以，要减轻病痛，就要预防风寒湿邪。

风湿性关节炎的典型症状

◎ 常在天气转冷或下雨前出现关节痛；
◎ 肌肉酸痛不适、周身疲乏、食欲缺乏、烦躁；
◎ 不规则的发热，多为轻中度发热，脉搏加快，多汗，与体温不成正比；
◎ 心悸、气促、心前区疼痛等。

正确进补祛湿寒

患有风湿性关节炎的女性经常受病痛折磨，又长期以药物为伴，病发作时，更是茶饭不香，在饮食方面一定要注意以下几点。

1.饮食要节制，要定时、定量，食物的软、硬、冷、热均要适宜，不可因担心体质虚弱，营养不够而暴饮暴食，增加脾胃负担，伤及消化功能。

2.可多食用高蛋白、高热量、易消化的食物，如动物血、蛋、鱼、虾、豆类制品、土豆、牛肉、鸡肉等富含组氨酸、精氨酸、核酸和胶原的食物；少食辛辣刺激及生冷、油腻的食物。

3.饮食宜清淡，可以食用蔬菜、水果，少食甜食，因其糖类易致过敏，可加重关节滑膜炎的发展，易引起关节肿胀和疼痛加重。

下面给大家推荐一款缓解病痛的食疗方。

附子鸡肉汤

【材料】：鸡肉90克，熟附片10克，姜片、大枣、盐各适量。

【做法】：

❶ 鸡肉洗净，切小块；熟附片、大枣洗净。

❷ 把鸡肉、熟附片、姜片、大枣一起放入砂锅中，加适量清水，大火煮开后，转小火煮2~3小时，加盐调味即可。

【功效】：此汤可以温肾逐寒，祛湿止痛。适用于风湿性关节炎。

中药足浴，散寒去风

风湿性关节炎可以用足浴的方法调理，药物渗透进入人体，即可保证药物能通过脚部透达周身经络，又不会出现口服药物过量导致不良反应。

配方：宽筋藤、防风、透骨草、苍术、鸡血藤、花椒、细辛、盐各15克。

做法：将上药一起放入锅中煮水，水开再煮15分钟，等水温降到合适的温度。也可以将热的中药水放在一边，分次加入。一般足浴30分钟，脚微红、感到热就好。

功效：驱寒活络，长期使用，对防治风湿性关节炎有一定效果。

拔罐加艾灸，减轻痛苦

女性如果遇风湿性关节炎的寒症，可以用拔罐加艾灸的方法，刺激关元穴、肾俞穴。此法可祛风散寒、通经活络、行气活血、消肿止痛，帮助患者减轻痛苦。

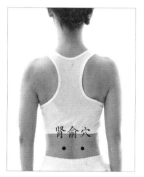

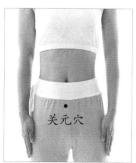

【定位取穴】

关元穴：位于下腹部前正中线上，脐中正下3寸（约4横指）处。

肾俞穴：当第2腰椎棘突下，旁开1.5寸（与肚脐中相对应处即为第2腰椎，其棘突下缘旁开约2横指）处为取穴部位，左右各一穴。

【操作方法】

(1)将火罐扣于穴位处，留罐10分钟后，起罐。

(2)点燃艾条，用温和灸法灸穴位处，每穴10分钟，以皮肤潮红、人体感觉舒适为度，隔日1次，5次为1疗程。

胃炎

俗话说"十人九胃病",一般指的就是慢性胃炎之类的胃病。为什么现在患胃病的人这么多？主要的一个原因就是饮食方式太不健康了,比如吃饭没规律、饥一顿饱一顿、吃饭狼吞虎咽、暴饮暴食、爱吃辣、喝冷饮、喝酒等。这些不健康的饮食方式都会对脾胃造成直接的损害,时间长了,就会引起胃炎。

胃炎最常见的症状就是胃部疼痛和饱胀感,尤其是在饭后症状加重,即使吃得不多,也会觉得不舒服,还常伴有嗳气、反酸、恶心呕吐、烧心、消化不良等症状。而有些患者的胃炎一遇寒凉就加重,遇热就会减轻,如果你是这种情况,就说明是脾胃虚寒导致的胃炎,治疗时就要温中散寒、健运脾胃,并且在生活中要注意腹部的防寒保暖。

脾胃虚寒型胃炎的典型症状

◎ 胃隐隐约约地疼,畏寒喜暖,用手按着会感觉舒服一些；
◎ 吃饭后胃部胀满不适,呕吐清水；
◎ 饮食减少,消化不良；
◎ 四肢不温,腹泻便溏；
◎ 舌质淡红,苔薄白,脉细弱或沉细。

饮食调养,驱寒暖胃防治胃炎

对胃炎的治疗,中医主张"三分治,七分养",把饮食调整好了,有些胃炎患者是不需要吃药的。那么,胃炎患者要怎么吃呢？

1.急性发作期：最好选择蜜糖、藕粉之类的清流食,症状缓解后可以尝试一些少渣饮食,注意对于脂肪多、容易产气的牛奶、蔗糖（包括甜饮料）等食物要小心,等症状好转后可以逐渐过渡到软食。

2.缓解期：应注意少量多餐,每一餐不必食用过多,量少一点,但是间隔时间短一点,每天多吃两餐,每天的进食总量不能太少。提供富含蛋白质而维生素、矿物质较多的食物,比如动物肝脏、瘦肉、新鲜叶菜、鸡蛋等;宜选用质地柔软、易消化的食物,多采用蒸、煮、炖、焖、烩、煨等烹调方法,忌用煎、炸、烤、熏等方法;忌食生冷、过酸、过甜、过烫或辛辣食物,以及烟、酒、浓茶、咖啡等,以减轻对胃肠黏膜的刺激。

另外,还要注意食物的酸碱平衡。当胃酸分泌过多时,可喝牛奶、豆浆等以中和胃酸;当胃酸分泌减少时,可吃一些带酸味的水果或果汁,如山楂、橘子等,以刺激胃液的分泌,帮助消化。

这里为大家推荐两款温胃散寒的食疗方。

砂仁羊肉汤

【材料】:羊肉500克,砂仁10克,白胡椒3克,生姜片、盐各适量。

【做法】:

❶ 羊肉用凉水洗净,切小块,放入锅中,焯水,捞出。

❷ 羊肉放入锅中,加适量清水,加砂仁、白胡椒、生姜片,大火煮开后,转小火煮1小时。

❸ 调入适量盐,即可。

【功效】:此汤具有健脾散寒、温胃止痛的作用,适宜因受寒导致胃炎发作者调养食用。

桂圆红茶

【材料】:桂圆干5颗,红茶3克,红糖适量。

【做法】:

❶ 桂圆干剥皮,和红茶、红糖一起放入保温杯中。

❷ 用热水冲泡,3分钟后趁热饮用。

【功效】:代茶饮,可温胃散寒,缓解胃炎所致的胃部冷痛。

按摩中脘、足三里,健脾养胃治胃炎

中脘穴是胃经募穴,八会穴之腑会,为六腑经气(气血运行的推动力)会集之所,按摩中脘穴,能调理中气、健脾和胃,使脏腑气血畅通,有利于缓解胃炎、胃痛等脾胃病。

足三里穴是全身性强壮要穴,又是足阳明胃经之合穴。按摩足三里穴可以调动

并促使胃经的气血运行,有扶正培元、祛邪防病、强身健体之功效,对防治受寒引起的胃痛有效。

【定位取穴】

中脘穴:位于腹部正中线,脐上4寸处。

足三里穴:位于外膝眼下3寸(约4横指),胫骨外侧约1横指处。

【按摩方法】

1.取仰卧位,双手四指并拢,指尖放在中脘穴,顺着呼吸适当用力徐徐下压,约10次呼吸之后,再慢慢抬起,如此反复2分钟。

2.坐位微屈膝,腰微前倾,用拇指指端点揉足三里穴,每穴每次5~10分钟,按压力度以有针刺样的酸胀、发热感为宜。

艾灸能散寒,胃部也受益

艾灸对治疗受寒引起的胃炎也有一定效果。可以选择中脘穴、足三里穴、胃俞穴来艾灸。中脘穴、足三里穴前面讲过了,这里介绍一下胃俞穴,胃俞穴是足太阳膀胱经上的重要穴位,亦是胃之背俞穴,《甲乙经》中说,此穴"主胃中寒胀"。所以,艾灸此穴,具有和胃健脾、理中降逆的功效。

【定位取穴】

中脘穴:位于上腹部前正中线上,脐上4寸。

足三里穴:位于外膝眼下3寸(约4横指),胫骨外侧约1横指处,左右各一穴。

胃俞穴:位于背部,当第12胸椎棘突下,旁开1.5寸处,左右各一穴。

【艾灸方法】

将艾条的一端点燃,对准穴位距离皮肤2~3厘米处进行熏烤,使局部有温热感而无灼痛为宜,每次10~15分钟,至皮肤红晕为度,每天1次。也可以用艾罐灸,每穴每次灸20~30分钟。

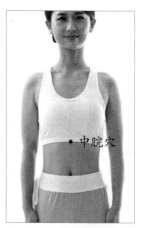

中脘穴

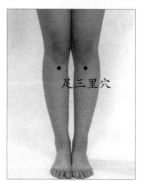

足三里穴

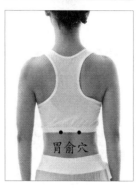

胃俞穴

腹泻

腹泻俗称"拉肚子",指大便的次数多于平日次数,且水分增多,含有不消化物,有时还伴有脓血、黏液。有的人以为拉肚子是小病,不以为然,但是,拉肚子不仅可以让人浑身无力、四肢发软,严重者还会危及生命。

受寒是导致腹泻的一个重要因素

很多人认为吃坏东西是拉肚子的主要原因,其实,引起腹泻的原因很多,比如细菌或病毒感染、食物中毒、暴饮暴食、着凉、生活规律改变等。这其中,受寒着凉是一个重要因素。受寒着凉导致的腹泻体现在两方面。

一是腹部外感寒邪导致腹泻,比如温差变化大,衣物增减不及时;或者夏季贪凉,长时间吹空调使腹部受寒;或者是晚上睡觉没盖好被子,让腹部裸露在外,着凉后就会导致肠胃功能紊乱而发生腹泻。

二是过食生冷食物导致腹泻,尤其是夏天,很多人把冰箱里的食物拿出即食,当时很痛快,但是很快肚子就会有反应,腹痛、腹泻等;或者为了降温,喝冰镇饮料、吃冰西瓜等,肠胃受到寒凉刺激,很容易发生腹泻。

所以,预防腹泻要从避免肠胃受寒开始,平时就要注意保暖,应该根据天气变化来增减衣服,必要时可随身穿着护腹的衣物。在饮食上,也不可贪凉,冰箱里的食物,拿出来后要在室温晾15分钟左右再食用;从冰箱取出的粥、熟肉或菜,要二次加温煮沸后方可食用。

风寒型腹泻的典型症状

◎大便清稀且多有泡沫,色淡,臭气不是很严重;
◎肠鸣,腹痛;
◎同时伴有恶寒、发热等症状。

饮食调养,祛寒止泻

腹泻是肠胃受寒所致的,因此避免食用生冷油腻食物,注意保暖。对于轻微的腹泻,要多喝热水或吃温热食物来温暖肠胃。如果腹泻很严重,就要及时就医了。

急性腹泻者应暂时禁食,以利于病情恢复;随着排便次数减少,饮食可逐渐采用少渣、低脂半流质饮食或软食。病情稳定后,饮食要从流质→半流质→软饭→正常饮食,逐渐过渡,并注意少量多餐,以减轻肠胃负担。

在食物的选择上,腹泻期间要吃一些营养价值高、易于消化又不会刺激肠胃的食品;可以适当多吃些有收敛止泻作用的食物,如苹果、莲子、芡实、扁豆、山药等。为不刺激肠道,含纤维多的蔬菜以及易在肠内发酵的大豆和栗子等不宜食用。

这里为大家推荐两款祛寒止泻的食疗方。

生姜莲子胡萝卜粥

【材料】:莲子30克,生姜10克,胡萝卜1根,大米50克,红糖适量。

【做法】:

❶ 将莲子洗净,泡软;生姜切碎,胡萝卜洗净,切小块;大米淘洗干净。

❷ 与胡萝卜、莲子、生姜一同煮粥。

❸ 将熟时放入红糖,继续煮至粥熟即可。

【功效】:莲子补脾止泻,生姜解表散寒,红糖性温。三者与胡萝卜搭配煮粥喝,对感受寒湿所致的腹泻有较好的缓解作用。

猪肚山药粥

【材料】:猪肚100克,山药150克,大米50克,生姜、盐各适量。

【做法】:

❶ 将猪肚洗净,切片;山药去皮,洗净,切滚刀块;大米洗净;生姜洗净,切丝。

❷ 砂锅中加适量清水,大火烧开,加入猪肚片、山药块和大米熬成粥。

❸ 加入盐、生姜调味,即可。

【功效】:健脾温胃、益气补中。女性受寒后腹泻、腹痛,可以食用此粥来调养。

按摩或艾灸天枢穴,止泻有奇效

天枢穴是胃经要穴,同时也是大肠经的募穴。天枢穴的"天"是天部、上的意思,"枢"有"枢纽"之意。人的气机上下沟通、升降沉浮,均需通过天枢穴。此穴就好像是一个升清降浊的枢纽或中转站,故名"天枢"。《千金方》中记载:"天枢,主冬月重感于寒则泄,当脐痛,肠胃间游气切痛。"按摩天枢穴,可起到健脾和胃、理气行滞、通调肠腑的作用,能有效缓解受寒导致的腹泻。

【定位取穴】

天枢穴：位于人体中腹部，脐旁开2寸（约3横指）处，左右各一穴。

【刺激方法】

方法一：排便后，取坐位或仰卧位，用食指和中指的指端，慢慢深压住肚脐左右两边的天枢穴，按压10分钟后，再慢慢抬起按压的手指。一般按压一次可以缓解腹泻，使大便成形。按压时要注意力度，以天枢穴处有痛感即可，不可用力过度。

方法二：取仰卧位，将点燃的艾条悬在左侧天枢穴上方2厘米处，灸20分钟，以腹中感到温热为宜。然后用同样的方法灸右侧天枢穴20分钟。此法具有调理胃肠、消炎止泻的作用，有利于治疗寒性腹泻。

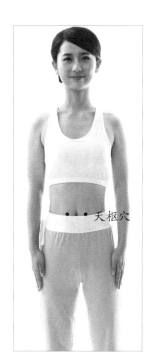

天枢穴

熨脐法可缓解风寒型腹泻

对风寒型腹泻来说，除了按摩、艾灸等方法，用中药敷脐也可以起到祛寒止泻的作用。女性在敷脐时，建议选择有祛寒作用的药物，在操作手法上，不要操之过急。

【材料】：白胡椒10粒，干姜、生姜各10克，小茴香12克，肉桂3克，葱白3棵。

【做法】：

❶ 将前5味药物混合，研磨成末，然后与葱白一起捣烂，加入白酒调和均匀，放入锅内炒热，装入布袋中。

❷ 将布袋直接贴敷于脐部，外用热水袋熨烫。

【用法】：每次熨30分钟，每日1次。

【功效】：温中助阳，散寒止痛，适用于风寒型腹泻。

> 注意啦！熨脐前要对肚脐及周围进行清洁，但是不要抠挖肚脐，以免造成伤害。另外，肚脐若有红肿、伤口，就不要进行熨脐法。

贫血

由于女性本身的生理特征,很多女性存在不同程度的贫血。轻度贫血只是面白舌淡,皮肤干皱,发枯易脱;重则容易食欲不振,头晕眼花,心悸气短。导致贫血的原因很多,脾胃虚寒就是其中之一。

人体是一个恒温的机体,里面的脏腑,包括脾胃宜暖不宜寒。脾胃一旦受寒,胃液分泌受到影响,肠道的蠕动消化功能就会减弱,则气血生化不足。脾统血摄血,气血生化不足,则脾统血摄血的功能就不能正常运转。时间久了,机体各脏腑器官、各部位组织的供血收到影响,就形成了贫血。针对这种原因导致的贫血患者,就要从健脾升阳入手,来改善贫血症状。

饮食调养,暖脾补血

预防贫血要注重膳食营养,不能偏食,不要长期素食。谷物、肉蛋奶、蔬菜、水果搭配合理。铁是制造血红蛋白的主要原料,女性平时宜多食含铁丰富的食物,如瘦肉、猪肝、蛋黄、海带、发菜、紫菜、木耳、香菇、豆类等。餐后可适量吃些水果,水果中含有丰富的维生素C和果酸,能促进铁的吸收。而餐后饮用浓茶,则因铁与茶中的鞣酸结合生成沉淀,影响铁的吸收。多吃健脾暖胃的食物,比如大枣、糯米、乌鸡等。

这里给大家推荐一款食疗方。

黄芪鸡汁粥

【材料】:母鸡1只(约1000克),黄芪15克,大米100克。

【做法】:

❶将母鸡去毛及内脏,洗净后放入锅中,加水煎煮至鸡汁变浓,滤取鸡汁。

❷将黄芪加水煎20分钟,去渣取汁。

❸大米淘洗干净后放入鸡汁和黄芪汁中煮成粥即可。

【功效】:早晚趁热服食,可健脾补肾、益气生血、补气升阳。对脾胃虚寒导致的贫血有很好的食疗功效。

运动生阳，改善贫血

常运动不仅可以让身体更为强壮，也可以有效预防和改善贫血。中医认为："动则生阳，静则生阴"。因寒而起的贫血女性在进行药物治疗的同时，进行适当的运动和科学休养，可达到事半功倍的效果。

运动的幅度、运动量因人而异，根据个人贫血的程度，而有所不同。

贫血程度	建议运动方法
轻度贫血	可坚持一些运动量不大的运动，如慢跑、散步、快走、做广播操等，时间以1小时为宜
中度贫血	以休息为主，可做烹调、洗碗、洗衣、拖地等家务劳动
严重贫血	应多休息，必要时卧床静养，保证充足的睡眠

按摩补血穴位，缓解贫血

俗话说补血找血海，补气找气海。血海穴（属足太阴脾经之穴）是脾经所生之血聚集之处，有化血为气、运化脾血之功能，还有引血归经、治疗血症之功效，经常按摩此穴，有利于通畅全身气血巡行，改善贫血及瘀血症。

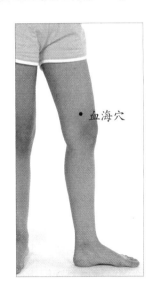

• 血海穴

【定位取穴】

血海穴：在股前区，髌底内侧端上2寸，股内侧肌隆起处。取穴时，侧坐后屈膝90°，用左手掌心对准右髌骨中央，手掌置于膝盖上，拇指与其余四指约成45°，在拇指端所指处，左右腿各一穴。

【按摩方法】

方法一：每天上午9~11点拍打血海穴，每次10秒，连续3~5次。

方法二：两手拇指重叠放在血海穴上，用力按压3分钟，用同样的方法按压另一侧血海穴。

注意啦！ 按压时要注意力度，血海穴处有痛感即可，不可用力过度。

冠心病

目前，冠心病的发病率越来越高，尤其是冬季气候寒冷的时候，更易发作。为什么呢？这是因为，气候寒冷时，人体耗氧量增加，为维持正常体温，血管收缩，血压增高，心脏负担增大。因此，冠心病以及其他心脏疾病如心肌梗死、心肌炎，在冬季发病率比其他季节高2~3倍。所以，在寒冷的天气里或是天气突变的日子里，女性要注意添加衣物，保暖防寒，从而保护心脏，远离冠心病。

冠心病的典型症状

◎ 胸痛，常发散到臂部、肩部、下颌、咽喉部、背部；
◎ 恶心、呕吐；
◎ 多汗和冷汗，心悸；
◎ 烦躁不安、虚弱、嗳气；
◎ 极度乏力，呼吸困难等。

饮食调养，营养丰富少刺激

营养与冠心病的关系非常密切，因此制定合理的膳食原则对防治冠心病至关重要。女性在饮食上注意，对防治冠心病有很大帮助。冠心病患者要控制蛋白质的摄入量，每日食物中蛋白质的含量以每千克体重不超过1克为宜；要多吃富含纤维素和维生素的食物，比如大米、小米、荞麦、小麦、白菜、萝卜、洋葱、西蓝花、苹果等。不宜食用生冷、辛辣刺激性食物，如白酒、麻椒、麻辣火锅、浓茶、绿豆、羊肉等；少吃高脂肪、高热量食物，如肥肉、动物内脏、鱼卵、花生、全脂乳、奶油、蛋黄等；不宜采用油炸、煎炒、烧烤烹调。

下面推荐一款预防冠心病的食疗方。

洋葱拌木耳

【材料】：黑木耳20克，洋葱100克，花椒、干红辣椒、鱼露、盐各适量。

【做法】：
❶ 黑木耳提前用温水泡发，洗净，切丝，焯水至熟；洋葱洗净切丝。
❷ 干红辣椒切小段，将辣椒段、花椒放入碗中，油浇热，倒入碗中，制成辣椒花椒油。
❸ 将黑木耳丝、洋葱丝放入盆中，浇上辣椒花椒油，倒入少许鱼露、盐调味，即可。

【功效】：可以发散风寒、温中通阳，适宜冠心病、高血压、高血脂患者食用。

【注意】：洋葱不能一次食用太多，如果患有眼疾、胃病等，也要少食用。

艾灸心俞穴，可宁心安神

心俞穴是足太阳膀胱经的常用腧穴之一，主治心与神志病变，冠心病患者艾灸心俞穴，可以宽胸理气、宁心安神、通调气血，预防冠心病的急性发作。

【定位取穴】

心俞穴：位于第5胸椎棘突下，旁开1.5寸，左右各一穴。

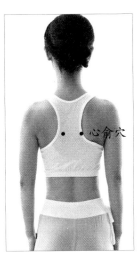
心俞穴

【艾灸方法】

用艾条悬灸或用艾柱直接灸，每次10~20分钟，每日1次，5~7天为1个疗程，间隔2天可进行下一疗程。

按揉灵道穴，缓解心绞痛

灵道穴为手少阴心经的经穴，按压灵道穴对于防治冠心病有一定的帮助。冠心病发作时，及时按摩灵道穴可以缓解心绞痛的症状。

【定位取穴】

灵道穴：位于人体的前臂掌侧，当尺侧腕屈肌腱的桡侧缘，腕横纹上1.5寸处，左右腕各一穴。

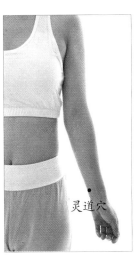
灵道穴

【按摩方法】

用拇指先轻揉灵道穴1分钟，然后重压按摩2分钟，轻揉1分钟，每天上下午各揉1次，10天为1个疗程，间歇2~3天，可进行下一疗程。

女人受了寒，疾病容易找上你

乳腺增生

在乳腺疾病中，乳腺增生的发病率是最高的，可发生于青春期后任何年龄的女性，以30~50岁的中青年妇女最为常见。主要临床特征为乳房出现肿块、乳房疼痛，经常是在月经前加重，行经后减轻。

在中医看来，导致乳腺增生的根源是气滞血瘀，而受寒是导致气滞血瘀的一个重要原因。大家都知道，乳房上分布着相当复杂的经络，一旦感受寒邪，使气滞血瘀、经络受阻，乳房就会出现胀满疼痛，阻滞严重者便有肿块形成。所以，祛寒保暖、调畅气血是治疗乳腺增生的关键。

乳腺增生，可以自诊自查

乳腺增生让女性很痛苦，如果产妇遇到乳腺增生，痛苦的就不仅仅是自己，还有可怜的小宝贝。女性平时可以自诊自查，以预防乳腺增生。乳腺增生有以下特征，女性自我检查一下，看自己是否患有乳腺增生。

特征	症状
乳房疼痛	常为胀痛或刺痛，可累及一侧或两侧乳房，以一侧偏重多见，尤其在月经前期更为严重
乳房肿块	肿块形状有片块状、结节状、条索状、颗粒状，在月经期变得大又硬，月经结束后便会缩小
乳头溢液	出现乳汁样或淡黄色浆液性溢液
月经失调	月经前后不定期，量少或色淡，痛经状况严重
情绪不稳	心情不佳，心烦易怒，每遇生气、精神紧张或劳累后情绪波动最大

饮食调养，缓解乳腺增生

乳腺增生与饮食行为有很密切的关系，所以，调整膳食结构和饮食习惯对缓解症状很有帮助。首先要改变饮食习惯，以清淡为主，坚持低脂、高纤维的饮食原则；应多吃对乳腺有利的食物，如海带、鱼类、豆制品、酸奶、红薯、新鲜蔬菜和水果等；多服用具有活血理气功效的食（药）材，如山楂、萝卜、橘子、陈皮、丹参等。忌食肥甘厚味、辛辣刺激食物；戒烟酒；忌食含雌激素的保健品或营养品，如羊胎素、蜂王浆、雪蛤等；少吃反季节蔬菜水果。

这里为大家推荐一款预防乳腺增生的食疗方。

猪骨黄豆丹参汤

【材料】：猪骨1200克，黄豆250克，丹参50克，桂皮9克，料酒、盐、香菜末各适量。

【做法】：

❶ 将猪骨洗净，斩段；黄豆去掉杂质，洗净；丹参、桂皮洗净，用干净纱布包好。

❷ 砂锅内加适量清水，放入猪骨、黄豆、丹参和桂皮，大火煮开，去掉浮沫，小火煮1小时。

❸ 拣出药包，调入盐、料酒，撒上香菜末，即可。

【功效】：活血祛瘀，对乳腺增生的预防有作用。

> 小提示
> 黄豆在煮之前用温水浸泡2~3小时，更容易煮烂，而且口味更好。

按摩乳房，预防乳腺增生

按摩乳房可以紧实胸部肌肉，加强支撑力，让胸部越来越挺，还可以有效预防乳腺增生。具体操作如下。

1.把双手放在腋下，沿着乳房外围做圆形按摩。

2.双手从乳房下面分别向左右两方往上提拉，直到锁骨的位置。

3.把手放在乳晕上方，往上做螺旋状按摩。

每个动作重复8~10次，每晚睡前做，效果不错。

> 注意啦！胸部、乳房按摩，最好在睡前、醒后或洗澡时进行。按摩时不要使用按摩乳或其他刺激性药物，以清洁为度。按摩前洗净双手，剪短指甲，以免损伤乳头或皮肤。

不孕

近年来，受不孕困扰的年轻女性越来越多，到处求医问药，做了各种检查，都查不出问题，可就是不怀孕，这是怎么回事呢？其实，女性不孕的原因很多，除了身体本身的原因外，和女性的饮食习惯、社会压力、精神状态等都有关联。而在中医看来，女性不孕的主要原因是宫寒。

宫寒，就是"子宫寒冷"。子宫寒冷，难以生发孕育之气，势必会影响女性生殖系统的正常内分泌，最常见的就是导致女性痛经、闭经，影响精子和卵子的正常结合，使之无法形成受精卵，或者影响受精卵的着床，从而导致女性难以受孕。所以女性一定要避免受寒。

防寒保暖，子宫暖了才易受孕

女性平时要做到保暖防寒，让子宫暖和起来，才可以有效预防宫寒。

1.不论什么季节，都尽量不要吃生冷寒凉的食物，以免寒从口入。

2.在阴冷的季节、地方注意保暖，如肩膀、后腰、颈部、腿脚等部位。在前面已经多次提到女性在办公室准备外套、披肩、丝巾等保暖物品，必要时护住易着凉部位，否则让身体着凉受寒，寒气郁结于子宫形成宫寒。

3.如果被雨淋或湿着头发被冷风吹，一定要及时喝些驱寒的汤水，生姜红糖水、生姜茶等可以。

饮食调养助好孕

不孕的女性平时饮食要有所选择，多吃温热的食物，如大枣、黑豆、黑芝麻、羊肉、坚果、虾、洋葱、番茄、韭菜、核桃等；少吃寒凉、生冷的食物，如西瓜、梨、黄瓜、绿豆、苦瓜、白菜。在吃饭之前，可以喝一杯生姜水，或者酸辣汤、胡辣汤这类温热的汤，帮助化解体内的凉气。如果一顿饭中既有冷菜又有热菜，可遵循"先热后冷"的吃饭顺序。

红糖黑枣姜茶

【材料】：姜10克，黑枣5粒，红糖8克。

【做法】：

❶ 将姜洗净，切片；黑枣洗净。

❷ 锅中加适量清水，煮沸，放入姜片、黑枣、红糖，小火煮20分钟即可。

【功效】：祛寒暖身，对宫寒有一定的改善作用，宫寒不孕的女性可常喝。

艾灸，从外而内治宫寒

有几个非常有效的穴位：神阙穴、关元穴、中极穴、血海穴、三阴交穴、归来穴。艾灸这些穴位，可以固本培元、温经散寒、活血通络，有利于防治宫寒。

【定位取穴】

神阙穴：位于脐窝正中。

关元穴：位于下腹部前正中线上，肚脐正下3寸（约4横指）处。

中极穴：在下腹部前正中线上，肚脐正下4寸。取穴时仰卧，将耻骨联合上缘的中点和肚脐的连线五等分，在由下向上的1/5处。

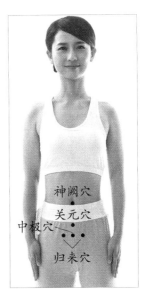

血海穴：在股前区，髌底内侧端上2寸，股内侧肌隆起处。取穴时，侧坐后屈膝90°，用左手掌心对准右髌骨中央，手掌置于膝盖上，拇指与其余四指约成45°，在拇指端所指处，左右腿各一穴。

三阴交穴：位于内踝尖上3寸（约4横指），胫骨内侧面后缘处。取穴时，四指并拢，小指的下缘靠在内踝尖上，向上量取4横指，食指上缘所在的水平线与胫骨后缘的交点处便是此穴，左右腿各一穴。

归来穴：在下腹部，肚脐向下4寸，前正中线旁开2寸，左右各一穴。

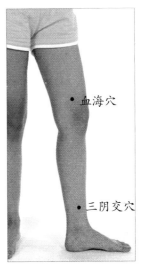

【艾灸方法】

每次选2~3个穴位，用艾条温和灸，腹部可每次每穴20~30分钟，四肢15~20分钟。在经前1周开始每天温和灸，直到经期结束，坚持3个月经周期。

> 盆腔炎是妇科病中很常见的一种，分为慢性和急性盆腔炎，并不单指盆腔内某一处的炎症，而是指子宫、输卵管、卵巢及其周围结缔组织、盆腔、腹膜所发生的炎症。引起盆腔炎的原因很多，比如各种妇科手术、经期不注意卫生、腹膜炎和阑尾炎感染等。
>
> 除了这些原因，感受寒邪、寒湿入侵也是诱发盆腔炎的一个重要原因。尤其是夏天天气酷热，很多女性经常吃冰镇的食物，或者用冷水洗脸洗澡。这些看起来不经意，好像对身体也没有什么影响。但时间长了，寒湿之邪就会趁虚而入，滞留体内，导致盆腔淤血不畅而诱发盆腔炎。所以，治疗盆腔炎时，一定要防寒祛湿。

患有盆腔炎，特别注意防寒保暖

急性盆腔炎在发作期间，患者会有发热等症状，用退热贴敷在额头上，能够起到退热的效果，切不可因为发热就减少衣物，或是露出腰腹部，如果在发病期间再着凉受寒，就会雪上加霜了。在患病期间，出汗比较多时需要及时洗澡，还需要更换衣服，不要对着空调直吹。

患有慢性盆腔炎的女性，不论是经期还是平时，也不论是夏季还是冬季，都要注意保暖，尤其是腰腹部的保暖。冬季太过寒冷的时候可以在腰腹部隔着衣服贴上暖宝宝，这样，既暖和也不影响整体的美丽。

饮食调养改善盆腔炎

为防治盆腔炎，要多吃健脾利湿的食物，如赤小豆、绿豆、扁豆、马齿苋等，也可以使用土茯苓、茵陈等利湿药材来煲汤。山楂、桃仁、果丹皮、橘核、橘皮、玫瑰花、金橘等具有活血理气散结的功效，也可以多食用。但不要吃生冷寒凉的食物，如冷饮、冰镇瓜果等；不宜吃肥腻、寒凉黏滞食品，如肥肉、蟹、田螺、腌制或腊制品等。

这里给大家推荐一款预防盆腔炎的食疗方。

土茯苓猪肉汤

【材料】：土茯苓50克，芡实30克，金樱子15克，石菖蒲12克，猪瘦肉100克，盐适量。

【做法】：

❶ 土茯苓、芡实、金樱子、石菖蒲洗净；猪瘦肉洗净，切块。

❷ 将土茯苓、芡实、金樱子、石菖蒲和猪瘦肉块放入砂锅中，加适量清水，大火煮开后，改小火煮1小时，加盐调味，即可。

【功效】：健脾补肾，解毒祛湿。适用于慢性盆腔炎、阴道炎、宫颈炎。

艾灸三阴交穴，缓解盆腔炎

三阴交穴是足太阴脾经上的经穴，三阴交的"三阴"，是指足三阴经，即足太阴脾经、足厥阴肝经、足少阴肾经。"交"即交会的意思。脾经提供的湿热之气、肝经提供的水湿之气、肾经提供的寒冷之气在此处交会，故名"三阴交"。所以，艾灸三阴交穴，能健脾胃、益肝肾、调经带、通经络，有利于防治盆腔炎。

【定位取穴】

三阴交穴：位于内踝尖上3寸（约4横指），胫骨内侧面后缘处。取穴时，四指并拢，小指的下缘靠在内踝尖上，向上量取4横指，食指上缘所在的水平线与胫骨后缘的交点处便是此穴，左右腿各一穴。

【艾灸方法】

点燃艾条，置于三阴交穴上，距离穴位3厘米上方温和灸，每次15~20分钟，至穴位处潮红即可。7天为1个疗程，休息1~2天后，再进行第2疗程，一般灸1~2个疗程。

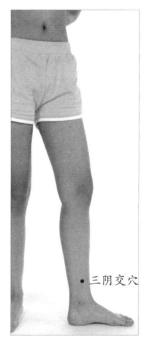

• 三阴交穴

> **注意啦！** 每天晚上5~7点，肾经当令之时，按揉三阴交穴各15分钟左右，能保养子宫和卵巢，促进任脉、督脉、冲脉的畅通。女性只有气血畅通，才不会受寒湿侵袭，从而面色红润，睡眠踏实，皮肤和肌肉不垮不松。

带下病

白带为女性阴道分泌物，白带的质和量随月经周期而改变。正常的白带是无色透明或乳白色的，无味或略带腥味。一旦白带的量增多，色、质、气味等也发生了异常变化，偶尔还伴有全身或局部不适之症，就说明白带出了问题，中医称为"带下病"。

导致带下病的原因很多，比如阴道炎、宫颈炎、盆腔炎、卵巢早衰、闭经、不孕、妇科肿瘤等疾病都会引起白带异常。而在中医看来，带下病与寒湿侵袭关系密切，寒湿之邪侵袭任、带二脉，以致带脉失约、任脉不固，而发生带下病。这类患者往往白带清冷、量多、质稀、终日淋漓不断，腰酸如折、小腹冷痛、手脚冰凉。

所以，要治疗寒湿型带下病，防寒湿是根本，无论是发病期间还是平时，都要注意保暖，特别是在冬季，要避免腰部受凉，尽量不要穿裙子，要注意保护腰部。有时间、有条件时，就要多做一些户外的运动，提高免疫力。

饮食调养改善带下病

患有带下病的女性要多喝水，在冬季多喝温开水；多吃补肾阳之物，比如人参、熟地黄、吴茱萸、补骨脂等，补肾阳的同时帮助健脾祛湿寒；多吃健脾除湿的食物，比如山药、扁豆、莲子、白果、薏米、绿豆、茯苓、芡实等，积极改善带下不适。但不要吃辛辣和有刺激性的食物，比如辣椒、生姜、葱等，同时生冷的食物也不要吃；带鱼、虾等食物会让瘙痒加重，使炎症不容易缓解，也不要吃；肥甘厚腻的食物，比如奶油、肥肉等，会增加身体湿气，导致白带分泌变多，影响治疗，也不要吃。

这里为大家推荐一款预防带下病的食疗方。

附桂鸡蛋汤

【材料】：肉桂5克，附子10克，鸡蛋1枚，盐适量。

【做法】：

❶将肉桂、附子放入锅中，加入适量清水，水煎取汁。

❷将鸡蛋打入药汁中，煮熟，加少许盐调味即可。

【用法】：食蛋饮汁，每日2次。

【功效】：益气助阳、温经散寒。

艾灸可以治疗带下病

艾灸可以治疗带下病，如果是寒湿型带下病，艾灸的穴位是带脉、三阴交、足三里、关元穴、肾俞穴。其中带脉穴为足少阳与奇经八脉交会穴，该穴与督脉之命门穴横向联系环腰1周，取之可益气固摄，调理任督；三阴交穴调理足三阴经，可平肝、健脾、补肾；足三里穴可健脾养胃，扶正祛邪；关元穴是补益全身元气的要穴，具有培元固本、补益下焦之功效；肾俞穴可固肾培元，固涩止带。

【定位取穴】

带脉穴：在侧腹部，第11肋骨游离端下方垂线与脐水平线的交点上，左右各一穴。

三阴交穴：位于内踝尖上3寸（约4横指），胫骨内侧面后缘处。取穴时，四指并拢，小指的下缘靠在内踝尖上，向上量取4横指，食指上缘所在的水平线与胫骨后缘的交点处便是此穴，左右腿各一穴。

关元穴：在下腹部，肚脐正下面3寸（约4横指）处。

足三里穴：位于外膝眼下3寸（约4横指），胫骨外侧约1横指处，左右腿各一穴。

肾俞穴：在第2腰椎棘突旁开1.5寸（约2横指）处，左右各一穴。

【艾灸方法】

将艾条点燃后，在距带脉穴上方2~3厘米处施灸，可随热感随时调整距离，每次灸10～15分钟，以局部稍有红晕为度。隔日或每3日灸1次，每月灸10次。然后用同样的方法艾灸其他各穴。

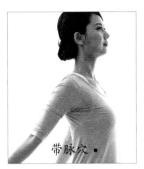

带脉穴

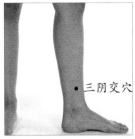

三阴交穴

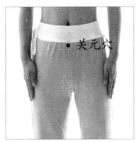

关元穴

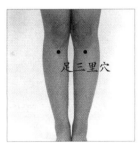

足三里穴

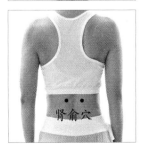

肾俞穴

月经不调

月经不调是女性的多发病、常见病，很多女性可能认为，月经不调就是月经周期发生了改变，事实上，除了月经周期，经量、经色、经质一旦发生异常状况就有可能月经不调了，甚至倒经、逆经、经前吐血或鼻出血等都有可能属于月经不调的范围。

引起月经不调的原因很多，排除病理性原因，血寒是一个很重要的原因。而造成血寒的原因：一是阳虚生寒，脏腑失于温养，而致月经不调；二是外感寒邪或过食寒凉，血遇寒凝，胞脉不畅而致月经失调。

本身就体寒的女性，在衣食住行上要多注意保暖，以免寒气更大，引发月经失调，对身体造成更大的不利影响。

血寒型月经不调的典型症状

◎ 虚寒型：经期错后，量少，色淡质稀，小腹隐痛，喜热喜按，腰酸无力，小便清长，面色㿠白，舌淡，苔白，脉沉迟无力。

◎ 实寒型：经期错后，量少，经色紫黯有块，小腹冷痛拒按，得热痛减，畏寒肢冷，舌黯，苔白，脉沉紧或沉迟。

体质偏寒，四物汤调养月经不调

四物汤是由当归、熟地、白芍、川芎四味药组成的，尤其适合体质偏寒的月经不调者服用。

四物汤

【材料】：熟地12克，当归10克，白芍12克，川芎8克。

【做法】：将材料中的4味药材用水煎服，月经结束后开始饮用，每日早晚空腹服用，连服7天。

【功效】：补血和血，调经化瘀。

饮食调养，祛寒活血调经

对于血寒导致的月经不调患者，常吃温热食物，不喝冷饮，少吃寒凉之物。经常食用具有理气活血作用的蔬菜水果，如荠菜、洋兰根、香菜、胡萝卜、橘子、佛手、生姜等；多吃健脾胃、补气血的食物，比如生姜、栗子、芹菜、薏米、红豆、土豆、桃仁、黑木耳等；每日膳食中不妨加点醋、胡椒等调味料。忌食辛辣、油腻肥厚之物，以免气血巡行受阻，加重月经不调。

这里为大家推荐一款食疗方。

黑糯米粥

【材料】：大枣30克，桂圆10克，黑糯米100克，红糖适量。

【做法】：

❶大枣洗净，桂圆去皮洗净。

❷黑糯米洗净，放入锅中，加入适量清水，大火煮开转小火，煮30分钟。

❸加入大枣、桂圆，煮15分钟，依口味加入适量红糖即可。

【功效】：温中散寒，补血调经。

按摩三阴交穴，调养月经不调

按摩三阴交穴，可有效治疗各种妇科疾病，例如月经不调、手脚冰冷、痛经、更年期综合征等。另外，三阴交穴也被称作脾脏的大补穴位，由于脾脏具有向外散发湿气的作用，每天中午11点，脾经当令的时候，对三阴交穴进行刺激，能把身体里面的湿气排出体外，避免机体受寒湿侵害。

【定位取穴】

三阴交穴：位于内踝尖上3寸（约4横指），胫骨内侧面后缘处。取穴时，四指并拢，小指的下缘靠在内踝尖上，向上量取4横指，食指上缘所在的水平线与胫骨后缘的交点处便是此穴，左右腿各一穴。

【按摩方法】

以拇指指端有节奏地一紧一松用力按压三阴交穴，并适当配合按揉动作，以产生酸胀麻感为宜，每穴每次20分钟。

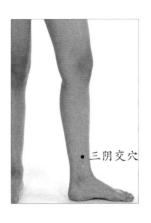

痛经

痛经与月经期的不舒服是不一样的,有痛经的女性都知道那是怎样一种痛不欲生的感觉。

痛经在女性中是常见的症状,引发痛经的原因也很多,其中有一个很重要的原因就是受寒,经期产后,感受寒邪,或过食寒凉生冷,寒客冲任血脉,以致气血凝滞不畅,经前经时气血下注冲任,胞脉气血更加壅滞,"不通则痛",因此而导致痛经的发生。

如果痛经的人整体偏瘦,怕冷,手脚也总是冰凉的,月经时间总是后移,颜色也比较黑,那就说明这种痛经是由于火力不足、寒湿导致的。所以,为避免寒凝痛经,女性朋友一定要在生活中注意保暖,随气候变化加减衣物,避免受凉、淋雨,少吃生冷、冰冻食物。一旦发生痛经,也可以采用食疗、足浴、按摩等方法来温经散寒、祛瘀止痛,缓解痛经症状。

寒凝痛经的典型症状

◎月经前或经期下腹坠痛、冷痛,遇冷加重,遇热减轻,按压局部会感觉到疼痛加重;

◎经行量少,血色发暗且有血块;

◎畏寒肢冷,面色青白;

◎舌黯苔白,脉沉紧。

饮食调养,温经散寒止痛

女性痛经的痛苦是一个长期的过程,想要缓解痛经就要从身体的调理开始,月经期间忌食生冷食物,如凉菜、冷饮、寒凉性水果、螃蟹、田螺等;多吃健脾、温脾之物,比如山药、红枣、红糖、干姜、艾叶等,有助于排出体内过重的寒湿;适当吃些具有理气活血作用的蔬果,如荠菜、香菜、胡萝卜、橘子、佛手、生姜等;多吃一些温经散寒的食品,如羊肉、鸡肉、栗子、荔枝、桂圆等;多吃酸味食品,比如酸菜、食醋等,有利于缓解痛经不适。

这里给大家推荐两款有效的食疗方，有寒性痛经的女性不妨试一试。

姜枣红糖水

【材料】：红糖60克，大枣10枚，生姜6克。

【做法】：

❶ 大枣洗净，去核；生姜洗净，切片。

❷ 将大枣、生姜、红糖一起放入锅中，加入适量水，煎10分钟即可服用。

【功效】：月经前每天1次，连服3~5天，可温经散寒、化瘀止痛。

砂仁猪肚汤

【材料】：砂仁10克，田七9克，猪肚100克，盐适量。

【做法】：

❶ 将猪肚洗净，放入开水中焯2分钟，捞出，刮去内膜，切大条。

❷ 砂仁、田七洗净。

❸ 将猪肚、砂仁、田七一起放入锅中，加适量清水，大火煮开后，改小火煮约2小时，加盐调味，即可。

【功效】：温脾醒胃，理气祛瘀，止痛。经期女性喝下此汤，热热的汤可以减缓痛经的疼痛程度。

用艾叶足浴，可以温经散寒

用丹参艾叶水进行足浴，可以温经散寒，活血止痛，适用于痛经伴有小腹疼痛，经色暗黑有血块，畏寒肢冷的女性。

【材料】：丹参50克，艾叶30克，桃仁、小茴香各20克。

【做法】：

❶ 将配方中的药材加清水适量，煎煮30分钟，去渣取汁。

❷ 将药汁与2升开水一起倒入盆中，先熏蒸，待温度适宜时泡洗双脚，每天1次，每次熏泡40分钟，于经前10天开始，14天为1个疗程。

按摩小腹，缓解痛经痛苦

痛经除用药物治疗外，还可采取按摩疗法，以促进盆腔的血液循环，防止子宫瘀血，从而达到治疗痛经的目的。具体操作如下。

仰卧床上，先将两手搓热，然后将两手平放在小腹部轻轻按摩，先上下按摩，再左右按摩，最后转圈按摩，直到局部发红发热为止。每日早晚各1次。

热敷小腹，缓解寒凝痛经

如果受寒患了痛经，也可以采用热敷小腹的方法，让热量透过腹部皮肤，直接作用于凝滞的经脉气血，血遇热而散，气血畅通了，痛经自然就减轻了。

【材料】：精食盐、生姜末、葱白适量。

【做法】：

❶ 将盐、生姜、葱白放入干锅中炒热。

❷ 然后用干净白布包裹，熨腹部疼痛处。

【功效】：炒热后适用于经期或经后小腹冷痛、有血块、腰酸背痛的患者。

艾灸这四个穴位，可祛寒除湿止痛经

艾灸足三里穴与三阴交穴，则有助于调理脾胃功能，温脾通经；艾灸阴陵泉穴，至穴位处产生热感，有利于排湿止痛，改善痛经不适；艾灸气海穴，则有利于提升阳气、温里散寒，可有效缓解痛经。

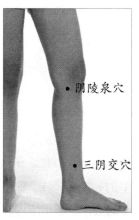

【定位取穴】

足三里穴：位于外膝眼下3寸（约4横指），胫骨外侧约1横指处，左右腿各一穴。

三阴交穴：位于内踝尖上3寸（约4横指），胫骨内侧面后缘。取穴时，四指并拢，小指的下缘靠在内踝尖上，向上量取4横指，食指上缘所在的水平线与胫骨后缘的交点处便是此穴，左右腿各一穴。

阴陵泉穴：在小腿部，膝部内侧，胫骨内侧髁下缘与胫骨内侧缘之间的凹陷处，左右腿各一穴。

气海穴：在下腹部，肚脐下1.5寸。取穴时，仰卧，在关元穴与肚脐连线的中点处。

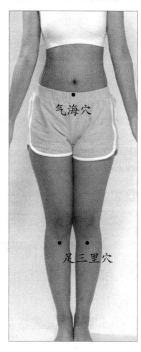

【艾灸方法】

点燃艾条，悬在足三里穴上方，距离皮肤2厘米左右进行艾灸，至局部皮肤发红为宜，每次10~15分钟。用同样的方法艾灸其他3个穴位。